戒烟咨询

常见问题与解答

编　著　中国疾病预防控制中心

主　编　肖　琳

人民卫生出版社
·北京·

图书在版编目（CIP）数据

戒烟咨询常见问题与解答 / 中国疾病预防控制中心

编著；肖琳主编 . —北京：人民卫生出版社，2023.12（2024.11重印）

ISBN 978-7-117-35747-0

Ⅰ. ①戒⋯　Ⅱ. ①中⋯　②肖⋯　Ⅲ. ①戒烟－问题解

答　Ⅳ. ① R163.2-44

中国国家版本馆 CIP 数据核字（2023）第 250555 号

人卫智网	www.ipmph.com	医学教育、学术、考试、健康，
		购书智慧智能综合服务平台
人卫官网	www.pmph.com	人卫官方资讯发布平台

戒烟咨询常见问题与解答

Jieyan Zixun Changjian Wenti yu Jieda

编　　著： 中国疾病预防控制中心
主　　编： 肖　琳
出版发行： 人民卫生出版社（中继线 010-59780011）
地　　址： 北京市朝阳区潘家园南里 19 号
邮　　编： 100021
E - mail： pmph @ pmph.com
购书热线： 010-59787592　010-59787584　010-65264830
印　　刷： 北京建宏印刷有限公司
经　　销： 新华书店
开　　本： 889×1194　1/32　**印张：** 4.5
字　　数： 90 千字
版　　次： 2023 年 12 月第 1 版
印　　次： 2024 年 11 月第 2 次印刷
标准书号： ISBN 978-7-117-35747-0
定　　价： 38.00 元

《戒烟咨询常见问题与解答》

编委会

主　编　肖　琳

副主编　杨　焱　南　奕　谢　莉

编　者（以姓氏笔画为序）

王生成　海南省儋州市人民医院

王晓丹　复旦大学附属中山医院

史兆雯　上海市普陀区中心医院

杨　焱　中国疾病预防控制中心

肖　琳　中国疾病预防控制中心

陈　谨　首都医科大学附属复兴医院

陈祖昕　中国科学院深圳先进技术研究院

周　为　北京医院

周子棠　浙江大学医学院附属邵逸夫医院

赵东芳　河北中石油中心医院

南　奕　中国疾病预防控制中心

姜　垣　新探健康发展研究中心

钱运梁　北京市疾病预防控制中心

景　行　首都医科大学附属北京朝阳医院

谢 羽　新探健康发展研究中心
谢 莉　中国疾病预防控制中心
谢慧宇　中国疾病预防控制中心
褚水莲　首都医科大学附属北京朝阳医院
廖艳辉　浙江大学医学院附属邵逸夫医院
谭星宇　北京大学人民医院

审 议（以姓氏笔画为序）

孙异锋　江苏省太仓市中医医院
周剑平　上海交通大学医学院附属瑞金医院
胡 潇　香港大学深圳医院
姜 斌　中国人民解放军总医院
梁立荣　首都医科大学附属北京朝阳医院

前　言

为扼制烟草流行,保护人民健康,中国签署世界卫生组织(World Health Organization,WHO)《烟草控制框架公约》。《烟草控制框架公约》第 14 条明确指出,每一缔约方应考虑到本国家的现状和重点,制定和传播以科学证据和最佳实践为基础的适宜、综合和配套的指南,并应采取有效的措施以促进戒烟和对烟草依赖的适当治疗。编写本书的目的在于更好地促进我国戒烟工作的开展,推动履约进程。

我国目前吸烟人数超过 3 亿,居世界各国之首,每年死于烟草相关疾病的人数超过 100 万,烟草使用给我国带来了极大的疾病负担。戒烟是降低人群吸烟率,减少烟草相关疾病和死亡最直接的措施。任何人在任何年龄戒烟均可获益,且戒烟越早、戒烟时间越长,健康获益越大。烟草依赖是一种慢性病,通过专业的干预和治疗能增加戒烟的成功率。医务人员站在扼制烟草流行的最前沿,他们能够利用专业知识帮助吸烟者戒烟,通过开展有效的戒烟干预措施,强化吸烟者戒烟的信心,帮助缓解戒断症状,解决戒烟过程中的问题,从而提高戒烟成功率。

随着社会的发展进步，公众对健康需求的增加，越来越多的吸烟者必将有意愿加入戒烟行列，这也对医务人员提供戒烟服务的能力提出了更高的要求。为帮助更多的医务人员掌握戒烟干预知识和技能，中国疾病预防控制中心控烟办公室联合戒烟门诊的医务人员共同编写了本书，系统列举了戒烟咨询过程中常见的问题和解答，旨在为戒烟门诊工作的开展提供指导，帮助医务人员提高戒烟干预服务的能力，从而为戒烟者提供更加切实有效的帮助。也希望除戒烟门诊的医务人员之外，其他医疗卫生机构的相关工作人员，尤其是社区卫生服务中心的全科医生，通过阅读和学习本书，掌握戒烟理念和技能，把戒烟服务融入医疗实践中，帮助更多吸烟者提高戒烟意愿和戒烟成功率。在本书编写过程中，我们得到了各位控烟专家的大力支持，在此一并致谢。如书中存在缺点或错误，希望得到广大读者的批评和指正，以便修订补充。

肖　琳

2023 年 10 月

目　录

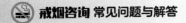

13

第一章

吸烟的危害

一、　烟草烟雾中都有什么有害物质

烟草烟雾中含有 7 000 多种化学物质,现在已知至少有数百种有害物质,致癌物质至少有 70 种。主要有害物质包括以下几种。

(1)尼古丁(烟碱):是烟草烟雾中的主要成瘾物,进入大脑后让人产生愉悦感。

(2)挥发性物质,主要的有害物质包括二氧化碳、一氧化碳、氮氧化物、含硫气体以及多种挥发性有机物。

(3)N-亚硝胺:烟草烟雾中存在多种 N-亚硝胺类物质,主要是在烟草处理、调制和储存过程中产生的,具有致癌性。

(4)稠环芳烃:稠环芳烃是有机物不完全燃烧的产物,烟草烟雾中含有超过 500 种稠环芳烃,其中的苊烯、苊、蒽、苯并蒽、苯并芘等具有致癌性。

（5）芳香胺类：芳香胺类及其衍生物主要作为抗氧化剂等用于燃料、药品、杀虫剂、塑料和橡胶产品种，研究显示烟草烟雾中含有芳香胺类物质，其中的 2- 萘胺、4- 氨基联苯是致癌物。

（6）杂环胺：杂环胺是至少含有一个环烃和一个胺取代环的化合物，除烟草烟雾外，杂环胺还存在于某些食物（如烤肉等）中。

（7）自由基：烟草燃烧会产生大量自由基，这些自由基分布于烟草烟雾的气相和粒相中，烟草烟雾气相中的自由基主要是烷基、烷氧基、氮氧化物（NO_x）自由基等，自由基有很强的氧化性，在人体内会引发氧化应激。研究结果表明，氧化应激在炎症发生、内皮功能障碍、脂质异常和血小板激活等病理过程中发挥作用。

（8）金属及放射性物质：研究显示，烟草及烟草烟雾中的金属主要是从土壤中吸收的，因此能改变土壤成分的一些因素（如淤积物、化肥以及污水灌溉等）都会对烟草烟雾中的金属含量产生影响。烟草燃吸时，燃烧中心的温度高达 900℃，可以使很多金属挥发进入烟草烟雾被人体吸入。烟草烟雾中金属物质的浓度与烟草加工、通风、添加物以及其在烟叶中的浓度有关系。烟草烟雾中含有的金属包括镉、铅、钴、铬、锑、铊和汞等。烟草烟雾中的多种金属有致癌作用，同时会导致 DNA 损伤。在烟草中还可以检测到一些放射性物质，如铅 -210 和钋 -210。

二、　吸烟对人体的危害有哪些

吸烟可导致多部位恶性肿瘤及其他慢性疾病,导致生殖与发育异常,还与一些其他疾病及健康问题的发生密切相关。当前国际上 8 大死亡原因中有 6 个都与吸烟相关,包括脑血管疾病、缺血性心脏病、下呼吸道感染、慢性阻塞性肺疾病(简称"慢阻肺")、肺结核,以及气管、支气管、肺部癌症。烟草造成的死亡不是立刻发生的,往往是在吸烟 10～20 年后,甚至更长时间后发生,所以吸烟的危害常常不被人们所重视。

三、　吸烟会导致癌症吗

吸烟能够导致的癌症,几乎遍布全身。有充分证据说明,吸烟可导致肺癌、喉癌、膀胱癌、胃癌、宫颈癌、卵巢癌、胰腺癌、肝癌、食管癌、肾癌等,吸烟量越大,吸烟年限越长,疾病的发病风险越高。有证据提示,吸烟可以增加急性白血病、鼻咽癌、结直肠癌、乳腺癌的发病风险。

吸烟者发生多种恶性肿瘤的主要是由呼吸道吸入烟草燃烧产生的烟雾和吞咽摄入烟草相关的致癌物质导致。人体暴露于烟草烟雾中的致癌物时,会引起体内关键基因发生永久性突变并逐渐积累,正常生长调控机制失调,最终导致恶性肿瘤发生。

四、 吸烟会影响呼吸系统吗

吸烟对呼吸系统的影响主要有三个方面：一是引发慢性气道炎症，导致肺气肿、肺大疱和慢阻肺；二是烟草烟雾所含的至少 70 种致癌物质反复作用于气道和肺泡后发生 DNA 损伤、细胞癌变，导致气管、支气管和肺部癌症；三是增加支气管哮喘、肺炎、肺结核、间质性肺炎、睡眠呼吸暂停等其他肺部疾病的发病及加重的风险。另外，吸烟者容易出现慢性咳嗽、咳痰、呼吸困难、胸闷等症状，使生活质量大为降低。

吸烟所致死亡病因的前三位为：肺癌、慢阻肺和心脑血管疾病，其中两项为肺部疾病，因此烟草对肺部健康影响极大，除了及早戒烟避免更大的危害发生，对于吸烟量大、吸烟年限长、开始吸烟年龄小的高危人群，需要定期做肺功能和胸部影像学等检查，尽早诊断慢阻肺或肺癌。

五、 吸烟会导致肺癌吗

在吸烟引发的疾病中，肺癌是医学上最早得到证实的。据 WHO 报告，肺癌导致的死亡居男性恶性肿瘤所致死亡的第一位，在女性则仅次于乳腺癌，居第二位。有研究显示，大约 90% 男性肺癌和 80% 女性肺癌都与吸烟有关。无论男性还是女性，长期吸烟都会导致肺部组织发生病变，甚至发生癌变，如肺鳞状细胞癌、小细胞肺癌、恶性肺腺瘤（如小支气管肺泡癌）和大细胞肺癌等。吸烟者的吸烟量越大、吸烟年限越长、开始吸烟年龄越小,肺癌的发病风险越高。

烟草烟雾中产生的致癌物质,其中与肺癌关系密切的有多环芳烃类化合物、苯、砷、丙烯等。这些致癌物质可通过不同机制导致支气管上皮细胞受损,并且可激活癌基因,引起抑癌基因的突变和失活,最终导致癌变。

戒烟可以降低吸烟者肺癌的发病风险,戒烟时间越长,肺癌的发病风险降低越多。

六、　吸烟会导致慢阻肺吗

吸烟是导致慢阻肺发生的主要危险因素,烟草烟雾中的多种成分可能通过各种方式损伤肺部,破坏肺泡功能,导致气道重塑,形成不可逆的损伤,从而产生一系列慢性临床症状。有研究显示,至少 25% 的持续吸烟者会发展成为慢阻肺患者,而 90% 的慢阻肺患者是吸烟者。吸烟对慢阻肺患病率和病死率的影响远远超过其他因素。吸烟者的吸烟量越大、吸烟年限越长、开始吸烟年龄越小,慢阻肺的发病风险越高。与男性吸烟者相比,女性吸烟者更易患慢阻肺,90% 的女性慢阻肺患者死亡可归因于吸烟,其风险随吸烟量和吸烟年限的增加而升高。戒烟可以减慢慢阻肺患者肺功能下降的速率,延缓病变进展,改变慢阻肺的自然病程。同时,戒烟可以减少慢阻肺患者活动后气短、慢性咳嗽、咳痰等症状,从而提高生活质量。

七、 吸烟会影响心脑血管系统吗

吸烟是导致冠心病、脑卒中、主动脉瘤和外周血管疾病的重要危险因素。吸烟会大幅增加冠心病、心肌梗死和心脏性猝死的风险。吸烟者吸烟量越大、吸烟年限越长、开始吸烟的年龄越小，心脑血管疾病的发病和死亡风险就越高。

吸烟损伤心脑血管，引起动脉粥样硬化，导致血管狭窄，增加冠心病和脑卒中的风险。大量研究显示，吸烟会引起动脉粥样硬化改变，使血管腔变窄和引起高凝血状态，从而增加急性血栓形成的风险。有研究显示，在相同心血管危险分层条件下，吸烟患者出现心血管危险的数量是不吸烟人群的1.4倍，是已戒烟患者的1.1倍。同时，吸烟也会使冠心病治疗效果大打折扣，烟草中的多种物质会影响降压、降脂药物的疗效。

戒烟是降低心脑血管疾病风险的重要措施。对于冠心病和脑卒中患者，戒烟的益处在戒烟后短期内即可体现。戒烟时间越长，风险会持续降低。戒烟15年后，冠心病的发病风险将降至与从不吸烟者相同水平。戒烟后，脑卒中的发病风险逐渐降低，吸烟者在戒烟5～15年后发生脑卒中的风险接近从不吸烟者。

八、 吸烟会影响到心率和血压吗

吸烟能使血液中去甲肾上腺素和肾上腺素的水平急剧升高，经常吸烟的人会出现短期心率增加，有的人甚至会全天心率增加。烟草烟雾中的尼古丁有增加心率、升高血压和促进心肌收缩的作用。

国内外的人群研究证据均表明,吸烟可以导致高血压。这不仅与尼古丁提高心率和升高血压有关,也与烟草烟雾中其他成分损伤血管有关。

九、　吸烟会增加患消化道溃疡的风险吗

有证据提示,吸烟可以增加幽门螺杆菌的感染风险。多项研究表明,幽门螺杆菌感染是消化道溃疡发生的主要原因之一。

有充分证据说明,吸烟可以导致幽门螺杆菌感染者患消化道溃疡。多项研究均发现,在幽门螺杆菌阳性者中,吸烟者患消化道溃疡的比例为 73%,明显高于不吸烟者的 27%。幽门螺杆菌阳性且吸烟者发生十二指肠溃疡的风险明显升高。

十、　吸烟会导致糖尿病吗

吸烟使拮抗胰岛素的激素分泌增加,影响细胞胰岛素信号转导蛋白的合成,抑制胰岛素的生成,长期吸烟还可引起脂肪组织的再分布,上述因素均可增加胰岛素抵抗。有充分证据说明,吸烟可能导致 2 型糖尿病,吸烟量越大、起始吸烟年龄越小、吸烟年限越长,发病风险越高。吸烟可以增加糖尿病大血管和微血管并发症的发病风险,增加糖尿病并发冠

心病、脑卒中、肾衰竭、视网膜病变等的风险。吸烟会使糖尿病的治疗效果大打折扣,除去遗传因素的影响,发病年龄提前,从而并发症发生提前。有证据提示,长期戒烟可以降低吸烟者的 2 型糖尿病发病与死亡风险。

十一、 吸烟会导致急性白血病吗

导致急性白血病的外界因素有很多,比如接触苯、吸烟、X 射线和 γ 射线等电离辐射、病毒感染等。烟草烟雾中含有几种已知的致白血病物质,包括苯、钋 -210 和铅 -210(可发出电离辐射)。吸烟者的吸烟量越大,急性白血病的发病风险越高。有研究显示,吸烟者发生急性白血病的风险是不吸烟者的 1.5 倍。2004 年《美国卫生总监报告》指出,有充分证据说明吸烟可导致急性髓系白血病。吸烟者吸烟量越大,急性白血病的发病风险越高。戒烟后急性白血病的患病风险降低,戒烟 15 年、25 年、35 年和 45 年者发病风险分别较吸烟者下降 13%、22%、37% 和 51%。

十二、 吸烟会导致生殖和发育异常吗

烟草烟雾中含有多种可以影响人体生殖及发育功能的有害物质。吸烟会损伤遗传物质,对内分泌系统、输卵管功能、胎盘功能、免疫功能、孕妇及胎儿心血管系统及胎儿组织器官发育造成不良影响。男性经常吸烟会降低精子的质量,严重的时候还会杀死精子,即使能够让女性怀孕,也很容易

出现流产或者死胎。女性吸烟可以降低受孕概率,导致前置胎盘、胎盘早剥、胎儿生长受限、新生儿低出生体重以及婴儿猝死综合征。此外,有证据提示,吸烟还可能导致勃起功能障碍(又称"阳痿")、异位妊娠和自然流产。但是戒烟之后能够有效避免这类的不良影响。

十三、　吸烟会造成骨量丢失,增加骨折的风险吗

正常情况下,随着年龄的增长,人体骨密度在中年以后开始出现缓慢下降。近年来有研究发现,吸烟可加速骨密度降低,并且可增加骨折的发病风险。

有充分证据说明,吸烟可以导致绝经后女性发生骨密度降低。20 世纪 80 年代即有研究发现吸烟与绝经后女性骨密度降低有关。在绝经后女性中,股骨的骨密度值与吸烟年限及每天吸烟支数呈负相关,即每日吸烟量越大、吸烟年限越长,骨密度越低。

有证据提示,吸烟可以导致老年男性发生骨密度降低。与不吸烟者相比,有吸烟史的老年男性发生骨密度降低的风险明显增加,并且发现骨密度降低风险随吸烟包年数(指每天吸烟的包数 × 吸烟年数)的增加而增加。

有充分证据说明,吸烟可增加老年人骨密度降低的风险,且有增加髋部骨折的风险。髋部骨折是目前与骨质疏松最相关的骨折,多发生于中老年人,是造成中老年人残疾和死亡的重要原因之一。

骨量增长速度在青少年时期最为明显,因此如果在该时

期开始吸烟则有可能影响骨量峰值。

十四、 吸烟会增加患牙周疾病的风险吗

有充分证据说明,吸烟可以导致牙周炎。20世纪50年代即有研究发现吸烟与牙周炎之间存在关联。之后陆续有研究发现,吸烟者牙周袋加深、牙槽骨丧失的程度均较不吸烟者更明显。近年来多项研究表明,吸烟者会显著增加牙周疾病的发病风险。还有研究指出,与不吸烟者相比,吸烟者牙周疾病的患病部位更多、牙槽骨高度降低的程度更大。有研究表明,现在吸烟者发生牙周炎的风险随着每日吸烟量的增加而增加。戒烟时间越长,牙周炎的发病风险越低。

在不同国家开展的多项研究均显示,与不吸烟者相比,吸烟者的牙齿数量普遍更少。现在吸烟者和已戒烟的重度吸烟者发生牙齿附着丧失、牙龈萎缩的程度均高于不吸烟者,现在吸烟者牙齿脱落个数也多于已戒烟者和不吸烟者。

吸烟还可影响牙周炎的治疗效果。无论是在非手术治疗后还是在手术治疗后,吸烟者的牙周袋深度减少和附着水平获得都少于不吸烟者。

十五、 吸烟会增加患眼部疾病的风险吗

有充分证据说明,吸烟可以导致核性白内障。一些研究

表明,吸烟与白内障发病和病情进展存在关联。在这些研究中,核性硬化是与吸烟关系最密切的白内障类型。吸烟可导致晶体混浊,其中核性硬化程度与吸烟包年数相关。吸烟诱发白内障的机制可能是通过影响晶状体的氧化 - 抗氧化状态造成的。

有证据提示,吸烟可以导致年龄相关性黄斑变性。年龄相关性黄斑变性的发病与多种因素相关,包括年龄、遗传、环境等,其中吸烟是唯一确定的可控危险因素。有研究显示,吸烟者出现萎缩性黄斑变性的比例是不吸烟者的 2.5 倍。其他研究也表明,年龄相关性黄斑变性的发病风险随吸烟包年数的增加而增加。

有证据提示,吸烟可以导致甲状腺相关眼病。该病症表现为眼球突出、斜视、复视等。有研究发现,吸烟者发生甲状腺相关眼病的风险是不吸烟者的 7.7 倍,并且在甲状腺相关眼病患者中,吸烟者的眼部疾病情况较不吸烟者更严重。

有证据提示,吸烟可以导致烟草中毒性弱视。烟草中毒性弱视的患者一般常伴饮酒,因此常称之为烟酒中毒性弱视。氰化物是烟草烟雾中的一种有毒化学成分,可影响谷胱甘肽的正常代谢,从而导致视神经损伤。

十六、　吸烟会导致婴儿猝死综合征吗

有充分证据说明,母亲在妊娠期吸烟会增加婴儿猝死综合征的发病风险。有研究发现,母亲在妊娠期吸烟量越大,其子女发生婴儿猝死综合征的风险越高。

有研究表明,母亲在分娩后吸烟也可导致婴儿发生婴儿猝死综合征。2004 年关于烟草问题的《美国卫生总监报告》在对大量研究进行综合分析之后得出结论,母亲在妊娠期和分娩后吸烟与婴儿猝死综合征之间存在因果关系。

十七、 吸烟会加速皮肤衰老吗

有充分证据说明吸烟可以导致皮肤老化。吸烟者肤色较不吸烟者更加蜡黄晦暗,并且皱纹较多。大量的研究显示吸烟会导致皮肤老化的风险增加。有研究显示,在吸烟者中,吸烟包年数为 11 ~ 19 和 > 19 者,产生严重面部皱纹的风险分别为不吸烟者的 1.75 倍和 2.93 倍。吸烟的绝经后妇女面部更易出现皱纹,并且使用雌激素替代治疗并不能降低吸烟者皮肤产生皱纹的风险。在我国人群中进行的研究也支持吸烟是面部皱纹发生的危险因素之一。

十八、 吸烟对女性的危害有哪些

吸烟易使女性加速衰老,提早出现皱纹和白发;还会造成口腔异味,牙齿和手指甲发黄;增加妇女异位妊娠的可能性,使妇女患不孕症、骨质疏松;易致妇科肿瘤,使妇女患功能性卵巢囊肿的风险翻一番,增加患乳腺癌的风险。母亲吸烟会对未出生的胎儿、新生儿、婴儿和儿童造成多种危害,可以造成流产、早产、低体重儿、胎儿畸形、婴儿猝死综合征等。

十九、　吸烟会导致乳腺癌吗

　　研究发现,流产次数较多、有乳腺癌家族史、初产年龄较晚、吸烟、未哺乳等是女性患乳腺癌的危险因素。其中,吸烟与乳腺癌的关系越来越受到国内外学者的关注。初次妊娠前吸烟可能是女性乳腺癌发病的危险因素之一。此外,吸烟可能是绝经前女性乳腺癌发病的危险因素之一。女性吸烟年限越长,吸烟量越大,开始吸烟年龄越小,乳腺癌的发病及死亡风险越高。有研究显示,吸烟年限 > 20 年,且每天吸烟量大于 10 支的女性,患乳腺癌的风险是不吸烟女性的 1.34 倍;15 岁之前开始吸烟者,患乳腺癌的风险是不吸烟者的 1.48 倍。吸烟会增加乳腺癌患者的死亡风险,现在吸烟者的乳腺癌死亡风险是不吸烟者的 1.30 倍。

二十、　吸烟对男性生殖功能的危害有哪些

　　烟草中的有毒物质能够损伤男性睾丸的功能,降低性激素分泌,损害阴茎血液循环,可能引起男性阳痿。烟草中的尼古丁等有害物质还会减少精子的数量,影响精子的质量,造成男性不育或胎儿畸形。

二十一、　吸烟会阳痿是真的吗

　　吸烟会阳痿? 绝对不是谣言! 吸烟会导致男性阳痿,

是因为烟草中含有上百种有害物质,这些有害物质可使阴茎动脉发生硬化,血管管腔变细,血流量显著降低,造成勃起困难。

二十二、 吸烟对青少年的危害有哪些

吸烟对青少年有着更大的危害性。青少年正处在生长发育时期,生理器官尚未发育成熟,对烟草中的尼古丁更加敏感,比成人更容易上瘾,且更难戒烟。青少年吸烟会即刻产生严重的健康影响,如尼古丁成瘾、影响肺部发育和肺功能,以及早期的心血管损伤,并且这种影响将持续到成年时期。尼古丁还会对青少年大脑发育产生持续影响。此外,吸烟还将导致青少年气短、缺乏耐力,影响日常的活动。

二十三、 吸烟会影响健康寿命年 * 吗

吸烟的人比不吸烟的人平均寿命缩短 10 年。吸烟对身体的危害遍布全身,而且吸烟还会影响、加重其他疾病,例如生活中常见的感冒,吸烟会加重感冒的症状,会引起呼吸道的许多并发症,让你的感冒持续得比正常人更久、更难熬。所以说吸烟者不仅寿命要比不吸烟者短,生活质量也大大不如不吸烟者。

研究显示,吸烟人群的平均寿命通常比不吸烟者缩短 10 年,现在吸烟者中将会有一半因吸烟提早死亡。人们因吸烟失去的是 10 年高质量的生活。

> *** 健康寿命年：** 是用生命质量来调整生存年数而得到的一
> 个新指标，一种新的测量疾病负担的指标。通过生命质量评
> 价把不正常功能状态下的生存年数换算成有效用的生存年数
> （利用生命质量权重值），使其与健康人处于等同状态。

二十四、 吸烟会使治疗效果大打折扣吗

是的。

以肺癌为例，有充分证据说明吸烟可增加肺癌患者全因死亡率和癌症相关死亡率，增加第二种原发性癌症的风险。

吸烟还会增加癌症复发风险，降低疗效，增加治疗相关毒性。

（1）影响化疗和靶向治疗的代谢过程，如烟草中的化学物质通过影响肝脏细胞色素 P450（cytochrome P450，CYP）酶从而影响肺癌靶向或化疗药物（厄洛替尼、伊立替康、苯达莫司汀等）的药物浓度，损害药物疗效和 / 或增加药物副作用。

（2）烟草烟雾中的多种有害物质可损害免疫功能，使得机体自身抗癌能力下降；增加放疗的并发症发生风险，并可能削弱放疗效果。

（3）增加术后并发症发生率（伤口愈合困难、感染、住院时间延长等）和术后死亡率。有研究显示，吸烟指数 * 大于 400 是开胸和微创肺癌术后肺部并发症的危险因素，且是老年肺癌患者术后并发症的独立影响因素。当前吸烟者术后呼吸系统并发症风险较非吸烟者显著升高，而既往吸烟指数

400 以上者风险则更高。

（4）增加咳嗽、咳痰、胸闷、食欲减退等症状负荷,降低生活质量。

> **＊吸烟指数:** 吸烟指数 = 每天吸烟支数 × 吸烟年数。

二十五、 吸电子烟有危害吗

电子烟由含烟液的烟弹、雾化器和电池杆部分构成。其烟液通常包含丙二醇和甘油混合溶剂,并添加尼古丁、调味剂或大麻提取物。其中,丙二醇和甘油在电子烟中加热时会对肺部产生刺激。大多数电子烟使用的烟液的主要成分之一就是尼古丁。而尼古丁是导致卷烟等烟草制品成瘾的物质,所以电子烟也具有成瘾性。电子烟的烟液中除了含有尼古丁外,还有甲醛、乙醛等羰基化合物以及烟草特有的亚硝胺,这些都是国际癌症研究组织明确列出的致癌物,不仅具有极强的致癌性,而且还会抑制呼吸道上皮细胞纤毛的运动,对呼吸道产生损害。此外,电子烟加热时产生的气溶胶中还含有一些可能比卷烟烟雾中含量更高的有害物质。

一些临床病例也证实了电子烟对健康的危害。已有病例报告显示,使用某些电子烟产品会引起急性肺部损伤、过敏性肺炎、弥漫性肺泡出血、严重哮喘等。我国有关调查也显示,电子烟使用者会出现咳嗽、口干、恶心等不良反应。

而现阶段,很多报道提出电子烟可能引起爆炸、漏液等不良事件的发生。而电子烟因其便携、多口味、时尚外观,被青少年喜爱,有研究表明接触电子烟的青少年,今后吸食卷烟的概率增加。

　　大多数电子烟使用者会同时使用卷烟或其他烟草制品,会出现两种或多种产品导致的健康危害叠加。因此,电子烟并不安全,会对健康产生危害。

　　　　（肖　琳　南　奕　谢慧宇　谢　羽　钱运梁　王晓丹）

参考文献

［1］中华人民共和国卫生部.中国吸烟危害健康报告［M］.北京:人民卫生出版社,2012.

［2］U.S.Centers for Disease Control and Prevention. A Report of the Surgeon General:How Tobacco Smoke Causes Disease:What It Means to You ［R/OL］.［2023-06-01］.https://www.cdc.gov/tobacco/sgr/2010/consumer_booklet/pdf/consumer.pdf.

［3］U.S.Centers for Disease Control and Prevention.What you need to know about smoking:advice from surgeon general's reports on smoking and health ［EB/OL］［2023-06-01］.https://www.cdc.gov/tobacco/sgr/50th-anniversary/pdfs/wynk-smoking.pdf.

［4］U.S.Centers for Disease Control and Prevention.Smoking and overall health ［EB/OL］.［2023-06-01］. https://www.cdc.gov/tobacco/sgr/50th-anniversary/pdfs/fs_

smoking_overall_health_508.pdf.

［5］ U.S.Centers for Disease Control and Prevention.Smoking and respiratory diseases ［EB/OL］. ［2023-06-10］. https：//www.cdc.gov/tobacco/sgr/50th-anniversary/pdfs/fs_smoking_respiratory_508.pdf.

［6］ U.S.Centers for Disease Control and Prevention.Smoking and cardiovascular disease ［EB/OL］.［2023-06-10］. https：//www.cdc.gov/tobacco/sgr/50th-anniversary/pdfs/fs_smoking_cvd_508.pdf.

［7］ MARTIN D F,MONTGOMERY E,DOBEK A S,et al. Campylobacter pylori,NSAIDS,and smoking：risk factors for peptic ulcer disease ［J］. Am J Gastroenterol,1989,84 （10）:1268-1272.

［8］ U.S.Centers for Disease Control and Prevention.Smoking and diabetes ［EB/OL］. ［2023-06-10］. https：//www.cdc.gov/tobacco/sgr/50th-anniversary/pdfs/fs_smoking_diabetes_508.pdf.

［9］ FERNBERG P,ODENBRO A,BELLOCCO R,et al. Tobacco use,body mass index,and the risk of leukemia and multiple myeloma：a nationwide cohort study in Sweden［J］. Cancer Res,2001,67（12）:5983-5986.

［10］ MUSSELMAN J R B,BLAIR C K,CERHAN J R,et al. Risk of adult acute and chronic myeloid leukemia with cigarette smoking and cessation ［J］.Cancer Epidemiol, 2013,37（4）:410-416.

［11］ U.S.Centers for Disease Control and Prevention.Smoking and reproduction.［EB/OL］.［2023-06-10］.https：//www.cdc.gov/tobacco/sgr/50th-anniversary/pdfs/fs_smoking_reproduction_508.pdf.

［12］ VINDING T,APPLEYARD M,NYBOE J,et al.Risk factor analysis ior atrophie and exudarve age-related macular degeneration. An epidemiological study of 1000 aged individuals［J］.Acta Ophthalmol（Copenh）,1992,70（1）:66-72.

［13］ PRUMMEL M F,WIERSINGA W M.Smoking and risk of Graves' disease［J］.JAMA,1993,269（4）:479-482.

［14］ KOH J S,KANG H,CHOI S W,et al.Cigarette smoking associated with premature tacial wrinkling:image analysis of facial skin replicas［J］.Int J Dermatol,2002,41（1）:21-27.

［15］ U.S.Centers for Disease Control and Prevention.Women and smoking［EB/OL］.［2023-06-10］. https：//www.cdc.gov/tobacco/sgr/50th-anniversary/pdfs/fs_women_smoking_508.pdf.

［16］ GRAM I T,BRAAIEN T,TERRY P D,et al. Breast cancer risk among women who start smoking as teenagers［J］.Cancer Epidemiol Biomarkers Prev,2005,14（1）:61-66.

［17］ DUAN W,LI S,MENG X,et al. Smoking and survival of breast cancer patients:a meta-analysis of cohort studies

[J]. Breast,2017,33:117-124.

[18] U.S.Centers for Disease Control and Prevention.Smoking and youth [EB/OL]. [2023-06-10].https://www.cdc. gov/tobacco/sgr/50th-anniversary/pdfs/fs_smoking_ youth_508.pdf.

[19] MUSALLAM K M,ROSENDAAL F R,ZAATARI G, et al.Smoking and the risk of mortality and vascular and respiratory events in patients undergoing major surgery[J]. JAMA Surg,2013,148(8):755-762.

第二章

二手烟和三手烟的危害

一、 二手烟暴露对非吸烟者健康的危害有哪些

二手烟是吸烟过程中释放到环境中的烟雾。烟草烟雾中有 7 000 多种化学物质,包括数百种有毒化学物质和约 70 种可导致癌症的化学物质。二手烟中含有苯、甲苯、丁烷、镉、铵以及氰化氢等化学物质。

科学研究证明,二手烟暴露对非吸烟者的健康危害严重,可能导致癌症、心血管疾病、呼吸系统疾病以及糖尿病等。二手烟是不存在安全暴露水平的,即使短暂暴露,也会对健康有害。烟草烟雾中的致癌化学物质会损伤 DNA,诱发癌症。二手烟能增加血液黏稠度,损伤血管内膜,引起冠状动脉供血不足,增加心脏病发作的风险等。既往研究表明,暴露于二手烟可使非吸烟者的冠心病风险增加 25%～30%,肺癌风险提高 20%～30%。二手烟也可能导致婴儿猝死综

合征、中耳炎和出生低体重儿等,尤其可危害孕妇、婴儿和儿童的健康。此外,由于二手烟包含多种能够迅速刺激和伤害呼吸道黏膜的化合物,因此即使短暂接触,也会导致上呼吸道损伤,激发哮喘频繁发作;增加血液黏稠度,损伤血管内膜,引起冠状动脉供血不足,增加心脏病发作的风险等。

二、 二手烟暴露会导致癌症吗

有充分证据说明二手烟暴露可以导致肺癌、结直肠癌、乳腺癌。

家中有二手烟暴露者比无二手烟暴露者的肺癌发病风险增加。既往研究表明,不吸烟的女性中,因配偶吸烟而遭受二手烟暴露者患肺癌的风险是无二手烟暴露者的 1.27 倍;工作场所遭受二手烟暴露可导致不吸烟者患肺癌的风险增加 24%;大量二手烟暴露者患肺癌的风险可上升至无二手烟暴露者的 2.01 倍。有研究显示,二手烟暴露与不吸烟者患肺癌风险呈剂量 - 反应关系,与无二手烟暴露者相比,配偶的吸烟量每增加 10 支 /d,不吸烟者患肺癌的风险就增加 23%;当配偶的吸烟量达到 30 支 /d 时,不吸烟者的患病风险增加 88%;二手烟暴露年限每增加 10 年,不吸烟者患肺癌的风险增加 11%;当暴露年限达到 30 年时,患病风险增加 35%。

此外,有研究表明,二手烟暴露者患结直肠癌的风险是无二手烟暴露者的 1.14 倍,男性二手烟暴露者较女性二手烟暴露者发生结直肠癌的风险更高。二手烟暴露可增加患乳腺癌的风险。

三、　二手烟暴露会导致呼吸系统疾病吗

慢阻肺和哮喘是最常见的两种呼吸系统慢性气道疾病。二手烟暴露可能导致慢阻肺。有研究显示,童年至成年一直暴露于二手烟环境的不吸烟者患呼吸道阻塞性疾病的风险是无暴露者的 1.72 倍;长期处于高暴露水平者(每周 40 小时,＞5 年)发生慢阻肺的风险是短期处于高暴露水平者(每周 40 小时,＜2 年)的 1.48 倍。二手烟暴露可增加因慢阻肺死亡的风险,且家中吸烟者越多,因慢阻肺死亡的风险越高。研究发现,二手烟暴露者的慢阻肺死亡风险是非二手烟暴露者的 2.30 倍。

二手烟暴露可导致儿童肺功能下降,出生前和 / 或出生后存在二手烟暴露均可导致气道高反应性的发生,存在二手烟暴露的儿童患哮喘的风险明显升高。既往研究表明,父母吸烟的儿童发生哮喘的风险是父母不吸烟儿童的 1.23 倍,并且随着家庭成员中吸烟者人数的增多,儿童发生哮喘的风险也有增加。当家庭成员中有 1 人吸烟时,儿童患哮喘的风险是家庭无吸烟者儿童的 1.18 倍,当吸烟者增至 2 人时,儿童患哮喘的风险增至 1.40 倍。

四、　二手烟暴露会导致心脑血管疾病吗

二手烟暴露会增加不吸烟者冠心病的发病率和死亡率。既往研究显示,在不吸烟者中,二手烟暴露者患冠心病的风

险是无暴露者的 1.27 倍,且风险随二手烟暴露量的增加而加大。二手烟暴露会增加冠心病、内皮功能障碍和动脉粥样硬化斑块形成的风险。儿童时期的二手烟暴露有可能导致冠心病的发生。

有证据提示,二手烟暴露可以导致脑卒中,血清诱导型一氧化氮合成酶过度表达可能是促进动脉粥样硬化形成及缺血性脑卒中发病的原因,二手烟暴露会促进动脉内膜中层厚度增加、动脉内皮功能障碍和冠状动脉血流速度增加等,导致动脉粥样硬化。研究发现,二手烟暴露的女性死于脑血管疾病和动脉粥样硬化性心脏病的风险分别是未暴露于吸烟环境女性的 1.24 倍和 1.19 倍。

五、 二手烟暴露对孕妇的影响有哪些

孕妇若暴露在二手烟环境中可能导致早产、新生儿畸形,诱发新生儿猝死等。有充分证据说明,孕妇在妊娠期遭受二手烟暴露可能导致婴儿出生低体重。研究表明,与没有暴露于二手烟孕妇相比,暴露于二手烟的孕妇分娩的新生儿体重平均下降 31 ~ 33 克;妊娠晚期(大于 25 周)每天暴露于二手烟时间超过 3 小时的孕妇发生新生儿低体重的风险是没有暴露于二手烟孕妇的 4.1 倍。增加婴儿出生后其他疾病的发病率和死亡率。此外,低出生体重是成年后患冠心病、高血压及 2 型糖尿病等慢性疾病的危险因素之一。

有证据提示,孕妇在妊娠期遭受二手烟暴露可能导致早产、婴儿猝死综合征。多项研究发现,母亲、父亲或同居的其

他家庭成员吸烟会导致婴儿发生婴儿猝死综合征的风险增加。研究显示,出生后暴露于二手烟的婴儿发生婴儿猝死综合征的风险为不暴露于二手烟的婴儿的 3.5 倍。妊娠期二手烟暴露会增加新生儿发生出生缺陷的风险,中国人群研究发现:孕妇在妊娠期暴露于二手烟,其新生儿发生出生缺陷的风险为无暴露的 3.62 倍。大多数出生缺陷表现为先天畸形,主要包括:神经管缺陷、唇腭裂等。

六、　二手烟暴露对儿童的影响有哪些

家中有人吸烟会使儿童更容易患上哮喘、支气管炎、肺炎、变应性鼻炎、急性白血病、中耳炎等疾病。有研究显示,长期暴露在二手烟环境中的儿童身高和体重均低于无暴露的儿童,发生注意缺陷障碍、多动症、学习障碍等风险是无暴露儿童的 1.5 倍。儿童呼吸频率高,吸入的二手烟相对更多,且由于身体正处在生长发育中,二手烟对儿童的危害相对更大。

七、　三手烟的危害有哪些

三手烟被定义为附着在衣物、毛发或室内物体表面(如墙壁、家具和灰尘颗粒)上的残留烟草烟雾,以及从这些三手烟附着污染的物体表面上重新释放出来的气体和悬浮颗粒。三手烟还包括停止吸烟后,物体表面残留烟雾化合物与室内空气中化合物反应产生的新污染物。因此,三手烟的

特征可总结为 4 个"R": resorption（吸附）、re-emit（重释）、re-suspension（重新悬浮）和 reaction（化学反应）。

三手烟来自二手烟，但它们又有很多区别。二手烟的主要成分为烟草烟雾气相中的化合物，而三手烟主要由吸附残留在物体表面和灰尘颗粒中的二手烟化合物组成。三手烟浓度比二手烟低，但暴露的持续时间更长，更加隐匿。另外，在某些特定的环境下，如重度污染的房间，三手烟可以达到与二手烟相仿的污染程度。目前，三手烟中已发现的烟草特有亚硝胺（NNK 和 NNN）、多环芳烃（PAHs）和苯，这些成分均为国际癌症研究组织确定的致癌物。除多种致癌物，三手烟所含的有毒成分还包括一氧化碳、氢氰酸、丁烷、甲苯、砷、铅、钋 -210 等。有研究证实了三手烟中的化学成分对人体细胞株的遗传毒性，包括 DNA 链断裂和碱基的氧化性损伤。DNA 损伤和基因毒性是引起包括癌症和衰老等的很多病理变化的重要原因。

八、　三手烟对哪类人群的危害更大

儿童更易受三手烟危害。因为儿童的体重相对成人低，同样水平的有毒物质对儿童造成的危害更大。又因为其活动特点，更容易近距离接触残留在环境中的有害物质。由于婴幼儿和儿童的免疫系统更脆弱，更容易暴露在三手烟的危害中，当他们在地板、地毯上爬行或玩耍时，很容易接触到这些有害物质；吸收这些有害物质后，最直接的后果就是引起婴幼儿的呼吸系统问题，如急性支气管炎、哮喘等。因此,简单地将儿童与吸烟时产生的烟雾隔离,并不能真正保护儿童。研究显示,即使在室外抽烟,吸烟者家庭婴儿体内的尼古丁含量仍比不吸烟家庭婴儿高出 5～7 倍。加上儿童处在生长发育的特殊时期,其对有害物质的抵抗能力远比成人低。环境中的烟草残留物,包含铅和砷等有毒物质,对儿童的神经系统、呼吸系统、循环系统等均可造成不小的危害。有研究表明,儿童暴露在三手烟环境中的时间越长,其阅读能力越差。即使三手烟含量极低,也依然有可能导致婴幼儿出现神经中毒的症状。

九、　什么叫无烟家庭

无烟家庭是指任何人在家中任何时间、任何室内场所都做到不吸烟,包括卧室、客厅、书房、餐厅、厨房、卫生间、私家车等场所的室内环境。

建设无烟家庭可分为以下四步。

(1)达成共识:告诉家人创建无烟家庭的打算并达成共识,选择一个实施日期。

(2)布置环境:扔掉家中及车上所有烟具,在门口及家中醒目的位置设置无烟家庭标识。

(3)广而告之:告诉亲朋好友"您家禁止吸烟",希望得到他们的理解支持。

(4)应对烟瘾:帮助吸烟家人克服烟瘾,鼓励他们戒烟;鼓励吸烟家人在所有室内场所及车内都不吸烟。

十、 创建无烟家庭有什么好处

创建无烟家庭的好处很多。首先,无烟家庭能够保护家里不吸烟的人。二手烟和三手烟对健康同样有害。二手烟和三手烟会危害家里每一位成员的健康。其次,无烟家庭能够帮助吸烟者戒烟。即使您吸烟的家人并不打算戒烟,只要您的家庭是无烟的家庭,他 / 她就不得不为了吸烟而走出家门。有了这道屏障,会督促吸烟者戒烟。更重要的是,当一个吸烟者做好了戒烟的准备,创建无烟家庭能够更好地帮助他维持不吸烟的状态,远离烟草。

(肖 琳 杨 焱 南 奕 谢 莉 姜 垣 钱运梁)

参考文献

[1] U.S.Department of Health and Human Services.The Health Consequences of Involuntary Exposure to Tobacco Smoke:A Report of the Surgeon General[EB/OL]. [2023-07-31]. http://www.surgeongeneral.gov/library/secondhandsmoke/report/index.html.

[2] World Health Organization. WHO report on the global tobacco epidemic 2023:Protect people from tobacco smoke[EB/OL]. [2023-07-31].https://www.who.int/teams/health-promotion/tobacco-control/global-tobacco-

report-2023.

［3］中华人民共和国国家卫生健康委员会. 中国吸烟危害健康报告 2020［M］. 北京：人民卫生出版社，2021.

［4］成森平，夏彦恺，杭渤. 三手烟：一个新发现的健康威胁［J］. 科技导报，2014，32（12）：74-83.

［5］MATT G E，QUINTANA P J E，HOVELL M F，et al. Households contaminated by environmental tobacco smoke：sources of infant exposures［J］.Tob Control，2004，131（1）：29-37.

［6］U.S.Centers for Disease Control and Prevention.Smoking and youth［EB/OL］.［2023-07-31］.https://www.cdc.gov/tobacco/sgr/50th-anniversary/pdfs/fs_smoking_youth_508.pdf.

第三章

烟草成瘾和戒断症状

一、 吸烟为什么会上瘾

烟草成瘾是一个复杂的过程,受生理因素、心理因素和社会环境因素三方面的交互影响。

(1)生理因素:烟草中的尼古丁作用于大脑,刺激多巴胺释放,产生愉悦的感觉。当尼古丁被代谢完毕,体内的多巴胺会迅速下降,促使吸烟者不断摄取尼古丁,最终导致依赖。

(2)心理因素:掏烟、点烟等行为被不断强化,会导致心理成瘾。还有通过吸烟来缓解自己的情绪,也成为吸烟者的一种心理应对方式。

(3)社会环境因素:吸烟经常被错误地认为是拓展及维护人际关系的重要方式,受这种社会背景的影响,吸烟变成群体识别和日常社会交往的一个工具。

二、 为什么尼古丁会让吸烟者成瘾

大脑多巴胺"奖赏中枢"表达大量的尼古丁乙酰胆碱受体,这些阳离子通道受体结合尼古丁后引起多巴胺神经元兴奋,促使多巴胺释放增多,产生奖赏效应,促进吸烟行为的形成。其中,α4β2 乙酰胆碱受体对尼古丁的"奖赏效应"起到关键的作用。在长期尼古丁暴露后,尼古丁的停止摄入会激活大脑内的压力应激系统,导致如焦虑、抑郁等戒断症状的出现。为了避免尼古丁戒断症状的出现,吸烟者需要不断摄入尼古丁,因此尼古丁戒断反应是吸烟行为维持的主要原因。此外,与毒品成瘾一样,长期吸烟形成的病理性成瘾记忆会被环境线索和压力应激所激活,进而导致对尼古丁的渴求和复吸。根据上述成瘾机制,目前临床常用的干预吸烟成瘾的主要策略包括:①降低尼古丁奖赏性(如伐尼克兰、金雀花碱);②缓解尼古丁戒断症状(如尼古丁替代疗法、安非他酮等)。

三、 烟草依赖是一种疾病吗

烟草依赖是一种慢性疾病,具有高复发的特点,其国际疾病分类(ICD-10)编码为 F17.2。烟草中导致烟草依赖的主要物质是尼古丁,其药理学及行为学过程与其他成瘾性物质类似,如海洛因和可卡因等。

许多吸烟者知道吸烟的危害,并有意愿戒烟,但因烟草依赖而不能控制吸烟行为。部分烟草依赖者甚至在罹患吸烟相关疾病后依旧不能彻底戒烟。对吸烟者应判断其是否患有烟草依赖,并评估其严重程度。烟草依赖患者不易成功戒烟,烟草依赖程度越高,在戒烟过程中产生的戒断症状和吸烟渴求越强,吸烟者维持戒烟的可能性越低。烟草依赖者常需要依靠专业化戒烟治疗才能有效地提高长期戒烟的可能性。

四、　如何判断吸烟者是否成瘾及成瘾程度

目前,应用最广泛的烟草依赖诊断标准是依据 WHO 出版的 ICD-10 中关于药物依赖的诊断条件制定的诊断标准。

在过去 1 年内体验过或表现出下列 6 条中的至少 3 条。

（1）强烈渴求吸烟。

（2）难以控制吸烟行为。

（3）当停止吸烟或减少吸烟量后有时会出现戒断症状。

（4）出现烟草耐受表现,即需要吸食更多的烟草才能获得过去吸较少量烟草可获得的吸烟感受。

（5）优先选择吸烟而放弃或减少其他活动及喜好。

（6）不顾吸烟的危害而坚持吸烟。

烟草依赖的程度可根据吸烟量、戒断症状严重程度、依赖性临床评定量表得分来判定。目前,临床上使用较多的评估烟草依赖程度的方法是 Fagerstrőm 烟草依赖评估量表（Fagerstrőm test for nicotine dependence, FTND）。据此量表的累积分值可对吸烟成瘾者的烟草依赖程度进行评估

(表 3-1)。

表 3-1　Fagerström 烟草依赖评估量表

评估内容	0 分	1 分	2 分	3 分
您早晨醒来后多长时间吸第一支烟？	＞60分钟	31～60分钟	6～30分钟	≤5分钟
您是否在许多禁烟场所很难控制吸烟？	否	是		
您认为哪一支烟您最不愿意放弃？	其他时间	早晨第一支		
您每天抽多少支卷烟？	≤10支	11～20支	21～30支	＞30支
您早晨醒来后第 1 个小时是否比其他时间吸烟多？	否	是		
您患病在床时仍旧吸烟吗？	否	是		

注：0～3分，轻度烟草依赖；4～6分，中度烟草依赖；≥7分，重度烟草依赖。

五、　为什么很多人早上起来就必须得抽烟

如果出现了这种情况,说明对烟草成瘾了。烟草中的尼古丁进入人体后会刺激大脑释放多巴胺。多巴胺会带来欣快和愉悦的感觉,减少烟量或停止吸烟,尼古丁浓度迅速降低,多巴胺释放减少,就会产生对吸烟的渴求和烦躁、焦虑、易怒等戒断症状。吸烟者为了避免这些戒断症状及维持吸烟所带来的愉悦感,会自觉或不自觉地再次吸烟。当吸烟者

经过一夜熟睡,体内尼古丁所刺激释放的多巴胺浓度降至最低水平,因此此时正是吸烟渴求最强烈的时候。清晨醒来吸烟的渴求越强烈,说明吸烟者的成瘾程度越重。

六、 为什么很多人戒烟会半途而废

我们常常会听到吸烟的朋友说:"我吸烟没瘾,想停就能停。"真的如他们所说吗?事实上,烟草的成瘾性仅次于我们熟知的毒品——海洛因,远高于酒精成瘾。研究数据显示,在尝试自行戒烟的人当中,只有不到3%的人能在戒烟后维持1年不吸烟。70%的戒烟者会在戒烟的第1~14天内复吸。由于绝大多数吸烟者都会对尼古丁这种成瘾性物质产生依赖,而且成瘾性受吸烟者心理和环境因素的影响,因此即使得到全方位的戒烟支持,戒烟也绝不是一件容易的事。

要想戒烟成功需要正确认识复吸这件事,烟草依赖是一种慢性高复发性疾病,只有少数吸烟者第一次戒烟就能成功,大多数吸烟者均有戒烟后复吸的经历,需要多次尝试才能最终戒烟成功。不应该把复吸看作是一种失败,更不应该认为是戒烟者缺乏意志力。我们对待戒烟失败应该像对待其他慢性病(比如高血压、糖尿病)一样,认为出现反复是很正常的事情。寻求科学的戒烟方式,医务人员的戒烟帮助可以有效地提高戒烟成功率。

七、　什么是戒断症状

在停止吸烟或减少烟量后,吸烟者将会产生一系列不易忍受的症状和体征,医学上称之为戒断症状,包括吸烟渴求、焦虑、抑郁、不安、头痛、唾液腺分泌增加、注意力不集中、睡眠障碍、血压升高和心率加快等,部分戒烟者还会出现体重增加。

一般情况下,戒断症状可在停止吸烟后数小时内开始出现,在戒烟最初 14 天内表现最为强烈,大约 1 个月后开始减轻,部分患者对吸烟的渴求会持续 1 年以上。要提出的是吸烟者每次戒烟的戒断症状可能存在不同。在戒烟开始前,做适当的准备,但无须因为戒断症状过于焦虑。

八、　烟瘾来了怎么办

首先要建立足够的信心。戒断症状是我们戒烟过程中遇到的一只"拦路虎",但它一定会随着戒烟时间的延长而逐渐消失。以下很多方法都会帮助你克服戒断症状。

(1)记住你戒烟的主要原因,不断回顾戒烟的理由和好处,并写下来放在容易看到的位置。

(2)想各种适合自己的方法转移注意力,让自己忙碌一点儿,如读书、看杂志、散步等。

(3)适度的有氧运动可以减轻烟瘾。

(4)别让你的手和嘴闲着,如喝茶等。

（5）改变你的生活习惯和周围环境,如交一些不抽烟的新朋友,去一些不能吸烟的地方等。

（6）让你感觉舒服的方法,如与朋友聊天、听音乐等。

（7）戒烟药物可以有效应对烟瘾发作。

九、　如何应对戒烟后的情绪异常,如焦虑、烦躁、易怒、疲惫等症状

如果戒烟后出现情绪异常,如焦虑、烦躁、易怒、疲惫等症状时,可以进行以下尝试。

（1）深呼吸:慢慢吸气和吐气,重复3～5次深呼吸;平静情绪,回想自己为什么要戒烟。

（2）转移注意力:根据个人喜好,选择喝茶、读书等活动;试着放松自己,尤其是在戒烟的头几天。如果可以的话,尽量限制那些需要集中注意力的活动。

（3）运动锻炼:进行一些体育活动可以帮助缓解你的紧张情绪。如果感到不安,就起来走走。

（4）情绪宣泄:积极主动,积极锻炼身体有助于提升情绪。从小处着手,慢慢积累,如果情绪低落,这可能很难做到,但你的努力是会有回报的。安排好每一天的生活,保持忙碌。如果可以的话,走出家门,与他人建立联系。每天与他人保持联系或交谈可以帮助你缓解情绪。试着与支持你戒烟的人建立联系。奖励自己,做你喜欢的事,即使是小事也能让你感觉更好。与医师谈谈,如果你在几周内感觉不好,或者你的症状无法控制,则应咨询医师。

十、　如何应对戒烟后的睡眠异常

睡眠问题是戒烟后比较常见的戒断反应之一。研究发现,在戒烟过程中大约一半的人会出现入睡困难、睡眠中断、早醒或嗜睡等睡眠异常,这些异常会影响戒烟者正常的工作和生活,严重的甚至会直接导致复吸。

应对这些异常,首先需要知道,戒烟后的睡眠异常是会逐渐缓解的,大部分在 3～4 周后可恢复正常。当然,也有少部分人可能会延续好几个月。

其次,有很多办法可以改善睡眠。比如:减少咖啡因的摄入量;睡前做些放松训练、洗个热水澡、听舒缓的音乐等;养成良好的作息习惯;避免饮酒等。

如果上述方法仍未见效,可以前往医院就诊,接受心理行为治疗,需要的话也可以谨遵医嘱服用镇静催眠药。

十一、　戒烟后食欲或体重增加怎么办

戒烟可能会在一定程度上导致人发胖。这是因为烟草中的尼古丁具有抑制食欲的作用,同时烟草烟雾对舌头上的味蕾有一定破坏作用,所以吸烟的人食欲较差。戒烟后,味蕾功能恢复,味觉变好了,吃东西更香,消化和吸收更好,同时人体的代谢变慢,摄入的热量多了而消耗的热量少了,体重自然容易增加。另外,吸烟的手口习惯也会令戒烟者想拿东西吃,使摄入的热量增多。但是,并不是所有人戒烟后都

会发胖,而且戒烟后即使体重增加,平均也只增加 2～5kg。我们建议在戒烟的同时多吃水果和蔬菜,减少主食的摄入,选择精瘦肉或优质蛋白,并配合适量的有氧运动,可保持体重或尽快使体重恢复到原来的状态。

十二、　如何应对戒烟后的口腔异常,如溃疡、口干口渴等

大约有 40% 的人在戒烟过程中会出现口腔溃疡,多在戒烟后头两周出现,大部分可在一个月内痊愈。

如果出现了口腔溃疡、口干口渴等口腔问题,可以通过以下几个方面来应对。

(1)注意饮食:尽量避免食用看上去会刺激口腔的食物,如辣椒、胡椒粉、过咸过甜的食物等;也要避免食用酸性水果,如菠萝、葡萄柚和橙子等。

(2)增加水果、蔬菜和全谷物的食用量:这样可以保证维生素 B_{12}、锌、叶酸盐(叶酸)或铁的摄入。

(3)养成良好的口腔卫生习惯:用餐后勤刷牙以及每天至少用牙线剔牙一次,可使口腔保持清洁并去除可能引发溃疡的食物残渣。使用软毛牙刷以防止刺激口腔组织,并避免使用含有十二烷基硫酸钠的牙膏和口腔清洗剂。

(4)放松练习:口腔溃疡、口干等的发生有时与情绪紧张有关,可学习并使用减轻压力的技巧,如冥想和引导想象。

(5)药物治疗:对于较为严重、迁延不愈的溃疡,可以用锡类散、西瓜霜喷剂以及苯佐卡因凝胶等药物治疗,必要时

可去口腔科就诊。

（肖　琳　周　为　王晓丹　史兆雯　钱运梁　陈祖昕）

参考文献

[1] U.S.Centers for Disease Control and Prevention. 2014 Surgeon General's Report：The Health Consequences of Smoking—50 Years of Progress［R/OL］.［2023-06-10］. https://www.ncbi.nlm.nih.gov/books/NBK179276/pdf/ Bookshelf_NBK179276.pdf.

[2] BENOWITZ N L.Nicotine addiction［J］.N Engl J Med, 2010,36（24）：2295-2303.

[3] LENGEL D,KENNY P J.New medications development for smoking cessation［J］. Addict Neurosci,2023,7： 100103.

[4] SELBY P,ZAWERTAILO L.Tobacco Addiction［J］.N Engl J Med,2022,387（4）：345-354.

[5] WILLS L,ABLES J L,BRAUNSCHEIDEL K M,et al. Neurobiological Mechanisms of Nicotine Reward and Aversion［J］.Pharmacol Rev,2022,74（1）：271-310.

[6] XUE Y X,LUO Y X,WU P,et al. A memory retrieval-extinction procedure to prevent drug craving and relapse ［J］.Science,2012,336（6078）：241-245.

[7] 中华人民共和国国家卫生和计划生育委员会 . 中国临

床戒烟指南[J]. 中老年保健,2015(10):4-5.

[8] JAEHNE A,UNBEHAUN T,FEIGE B,et al. Sleep changes in smokers before,during and 3 months after nicotine withdrawal [J].Addict Biol,2015,20(4):747-755.

[9] HARTMANN-BOYCE J,THEODOULOU A,FARLEY A,et al. Interventions for preventing weight gain after smoking cessation [J].Cochrane Database Syst Rev,2021, 10(10):CD006219.

[10] MCROBBIE H,HAJEK P,GILLISON F. The relationship between smoking cessation and mouth ulcers [J]. Nicotine Tob Res,2004,6(4):655-659.

第四章

戒烟的好处及方法

一、 戒烟对健康的好处有哪些

戒烟 20 分钟后,心率、血压下降。

戒烟 8 小时后,血液中一氧化碳浓度开始减少,含氧量恢复到正常值。

戒烟 2 ～ 12 周后,血液循环改善,肺功能增强。

戒烟 1 ～ 9 个月后,咳嗽、气短等症状减少。

戒烟 1 年后,心脏病发病风险减半。

戒烟 5 年后,发生脑卒中的风险降至非吸烟者的水平。

戒烟 10 年后,发生肺癌的风险减半,口腔癌、咽喉癌、食管癌、膀胱癌、肾癌和胰腺癌的发病率降低。

戒烟 15 年后,死亡风险降至非吸烟者水平,患冠心病的风险降至非吸烟者水平。

二、 任何年龄戒烟都能获益吗

吸烟者中死亡率过高的主要原因是已知受吸烟影响的疾病,例如肺癌、慢阻肺、心脏病、脑卒中,以及各种其他肿瘤、呼吸系统或血管疾病。研究显示,吸烟者的全因死亡率是从不吸烟者的 2.8 倍,而戒烟者的死亡率低于继续吸烟者,年轻戒烟者的健康收益最大。若能在 35 岁前戒烟,死亡风险可降至与从不吸烟者基本相同的水平。戒烟效果不受性别、种族因素的影响,无论男性或女性,戒烟都能使持续吸烟所致的超额死亡率降低,降幅可达 80%。《新英格兰医学杂志》在 2013 年的一项研究显示:25～34 岁戒烟的吸烟者与终生不吸烟者肺癌的死亡率无明显差异。在 60 岁、50 岁、40 岁、30 岁时戒烟分别增加大约 3、6、9、10 年寿命。越早戒烟,健康收益越大。戒烟可减少主要慢性病的发生风险,即使 50 岁后戒烟,仍可降低约 40% 的总死亡风险,任何年龄开始戒烟都不晚。

任何年龄戒烟均可获益,与持续吸烟者相比,戒烟者的生存时间更长。在患病前主动戒烟的吸烟者,戒烟后 10 年左右其患病或死亡的风险基本接近从不吸烟者水平。

三、 戒烟对疾病有什么影响

吸烟者戒烟后可减少疾病发生概率,延缓疾病进展,延长预期寿命。

（1）心血管疾病：戒烟可以减少炎症生物标志物、高凝状态和血脂异常。戒烟能降低心血管事件发生率。戒烟也会减缓症状性外周动脉疾病的进展，并降低复发性脑卒中的风险。也有证据提示，戒烟可降低心房颤动、心力衰竭和腹主动脉瘤的发生风险。

（2）恶性肿瘤：戒烟可降低 12 种癌症的发生风险，包括肺癌、喉癌、头颈癌、食管癌、胃癌、结直肠癌、肝癌、胰癌、肾癌、膀胱癌、宫颈癌以及急性髓系白血病。癌症风险会在戒烟后逐渐下降，与继续吸烟者相比，戒烟后 10～15 年时降至大约 1/2，并在此后继续下降。戒烟可以降低吸烟相关的第二恶性肿瘤发病风险，并改善癌症治疗结局。

（3）慢阻肺：戒烟能减缓肺功能的加速下降并降低吸烟相关新发慢阻肺的风险。此外，大多数伴咳嗽和咳痰的早期慢阻肺吸烟者在戒烟后最初 12 个月内症状改善。戒烟后随着时间的推移，慢阻肺急性加重的风险也会降低。戒烟可以改善慢阻肺导致的呼吸系统症状。

（4）感染：吸烟与数种感染的风险增加相关，包括结核病、肺炎球菌性肺炎、流行性脑脊髓膜炎、流行性感冒、感冒。有研究表明，戒烟可能会降低数种感染的风险，仍需要进一步数据支持。

（5）糖尿病：尽管在戒烟后短期内 2 型糖尿病的发生风险确实可能增加（也许部分原因是体重增加），但在戒烟数年后糖尿病的发生风险会降低。

（6）骨质疏松和髋部骨折：戒烟可以逆转骨密度丢失，戒烟约 10 年后，髋部骨折的危险度可降低。

（7）消化性溃疡：戒烟可以降低消化性溃疡的发生风险，并使确诊疾病的好转速度加快。

（8）牙周病：调查研究显示，既往吸烟者牙周炎的发生风险随戒烟后年数的增加而下降。

（9）眼科疾病：戒烟能逐渐降低白内障、年龄相关性黄斑变性等疾病的发病风险。

四、　女性戒烟有什么好处

戒烟可以改善皮肤老化、干燥、皱纹等问题；对于年轻的女性来说，相对于吸烟，戒烟能够孕育出一个更健康的宝宝；对于中老年女性来说，戒烟能降低骨质疏松和骨折的发生风险。无论哪个年龄阶段，戒烟都能使女性树立一个更加健康的形象，更有利于人际交流和沟通，更有利于社会的适应性。

五、　孕妇戒烟有什么好处

建议在怀孕前先戒烟，保证孕育健康下一代；在怀孕期间，减少抑郁情绪的产生，降低新生儿出生缺陷的风险，有利于产后恢复和减少妊娠相关并发症的发生；哺乳期戒烟有利于婴儿健康成长。

戒烟的最佳时间是在怀孕之前，但在怀孕期间的任何时候戒烟都可以帮助你的宝宝更好地开始生活生长发育。即使戒烟1天，宝宝也能获得更多的氧气。宝宝会生长得更好，早产的可能性更小。孕妇会有更多的能量，呼吸更容易。孕妇自己患心脏病、脑卒中、肺癌、癌症、肺病和其他吸烟相关疾病的可能性也会更低。

怀孕是很棒的戒烟动机，因此在怀孕或备孕时，建议与医师谈谈戒烟的最佳方法，寻求科学戒烟帮助。

六、　年轻人戒烟有什么好处

年轻人更有必要戒烟，吸烟会使呼吸和衣服上的味道不好闻；导致牙齿变黄；吸烟还要花钱；吸烟对运动能力有影响。另外，戒烟越早，将来产生的健康危害越小。

年轻人除了做好职业规划、财务规划，还应该做好健康规划。现在的生活方式将决定二三十年后的生活质量。只有现在开始戒烟，才能将患各种吸烟相关疾病的风险降到最低。

此外，戒烟后有更多的时间与家人和亲人在一起，为你的孩子们树立一个好榜样，保护孩子和亲人免受二手烟的危害。戒烟将有助于确保你在生命中的许多关键时刻和你的爱人在一起。

七、　老年人戒烟有什么好处

研究表明，吸烟可明显增加中老年人心脑血管病、肿瘤和慢阻肺等的死亡风险，而戒烟（即使 50 岁以后开始戒烟）则可降低吸烟者 38% 的吸烟相关疾病的死亡风险。

老年人更容易伴有各类疾病,戒烟能够延缓疾病进程,提高生活质量,延长寿命,并且这些延长的寿命年数为"健康的生命年数",可减少家庭和社会的医疗负担。

与持续吸烟者相比,戒烟者更少伴有疾病和残疾。如果戒烟,发生缺血性心脏病、癌症等疾病的风险也会明显降低。另外,身上和呼吸中的烟草味道将会消失,您的孙子可能会更愿意和您在一起。

八、 家长戒烟对孩子的健康与成长有什么好处

二手烟和三手烟会影响儿童生长发育,导致儿童易患呼吸道感染、支气管哮喘、肺发育不良、中耳炎和过敏性疾病等。家长戒烟可以大大地减少这些疾病的发病风险,此外,家长戒烟还能在孩子面前树立一个好榜样,会减少孩子尝试吸烟的可能性。戒烟对保护家人的健康有重大意义。

九、 戒烟过程中哪个阶段最难

戒烟后的第一周是人们戒烟最艰难的一段时间,研究数据显示,在戒烟的 1～7 天复吸人数最多,高达 60%。吸烟者戒烟后,由于血液中尼古丁浓度降低,加上心理和行为习惯的原因,尝试戒烟者会出现种种不适,如渴望吸烟、烦躁不安、抑郁、紧张、易怒、萎靡不振、注意力不能集中、睡眠障碍等戒断症状。戒断症状在戒烟后几小时就会出现,虽然来势汹汹但是戒断症状是暂时的,多数的戒断症状会在 3～4 周

后逐渐减弱至消失。但是,戒断症状中的心理依赖性(又称"心瘾")会持续更长时间,所以在戒烟的 2～3 个月后,仍然是关键时期,不能松懈。

十、逐渐减量法和完全戒断法,哪种方法更容易成功戒烟

戒烟方法大致分为两种,一种是完全戒断法,也就是吸烟者在确定了戒烟日后,从这一天开始就一支烟都不吸了;还有一种是逐渐减量法,吸烟者打算戒烟后采用慢慢减少吸烟量的方式,逐步戒烟。

那么什么样的戒烟方法是行之有效的呢?实践经验告诉我们,逐渐减量法是鲜有成功的。为什么会是这样呢?在打算戒烟者中采用逐渐减量法的人常常是对戒烟没有那么坚决,对自己能完全戒烟信心不足。其实,戒烟者在抵御减少吸烟量受到的煎熬程度并不比一下子完全戒断好多少,所以我们提倡的戒烟方法就是完全戒断法,也就是从戒烟日开始,一口烟都不吸。对于那些烟瘾大,吸烟量也大的人,如果一下做不到完全戒断,即便采取逐渐减量,建议时间也不要超过 1 个月,不然就很难戒烟成功了。

十一、如何制订戒烟计划

第一步,设立戒烟日期。选择压力较轻的一天作为你的戒烟日,并且要确保你有足够的时间做好戒烟的准备工作。

理想的是将戒烟日确定在两个星期内。在日历上写下你的戒烟日，便于遵守。

第二步，寻求社会支持。告诉你的家人、朋友和同事自己准备戒烟，分享你的戒烟目标，并请求他们的理解和支持。他们可以通过提醒你的戒烟目标和鼓励你不要屈服于欲望、诱惑等来支持你。如果你有吸烟的朋友或家人，最好请他们在你身边时不要吸烟！

第三步，预测即将到来的戒烟挑战。预先思考你即将开始的戒烟尝试，尤其是在前几周内会引起你吸烟欲望的情境，思考应对吸烟欲望或戒断症状的策略。

第四步，去除环境中的烟草制品。尽量减少与吸烟暗示的接触，在戒烟之前，避免在久留地方（如工作场所、家里、汽车里）吸烟。避开吸烟区，并要求您的同伴不要在您周围吸烟。如果您和其他尚未准备戒烟的吸烟者住在一起，请他们在室外和车外吸烟，以达到最佳戒烟效果。

十二、 戒烟前应该如何做好准备

（1）坚定戒烟的理由：开始戒烟前需要有坚定渴望戒烟的理由，它可以增加吸烟者的戒烟愿望，在以后戒烟过程中遇到困难失去勇气时可以获得鼓励。

（2）了解自己的吸烟类型：记录每次吸烟的时间、场所、吸烟时的心情等。至少要连续记录 2～3 天，最好记录 1 周。通过对吸烟行为进行观察，使吸烟者可以了解自己的"吸烟特点"，即一般在什么时间和场合吸烟，了解这些特点有助于为吸烟者维持戒烟设计方法。

（3）确定开始戒烟的日期：对于已经决定戒烟的吸烟者来讲，最重要的一步是选择一个具体的开始戒烟日期。确定开始戒烟的日期时，要考虑以下因素：①选择一个吸烟者心理上放松、没有精神或时间压力的时候开始戒烟，例如选择吸烟者工作负担较轻的时候。②选择吸烟者不上班的时候开始戒烟（特别是在开始戒烟后大约 1 周的时间里吸烟者可以不上班）。③由于饮酒时再次吸烟的危险较大，所以要避免选择饮酒机会较多的日期开始戒烟。这些时间包括年终聚会、新年聚会、欢迎宴会、告别宴会和其他社会活动等。④可以选择一个对吸烟者来讲具有特殊意义的日期作为开始戒烟的日期，例如，自己的生日或家庭成员的生日、结婚纪念日、世界无烟日等；可以推荐的其他时间包括吸烟者搬家、换工作、新一年的开始、一个月的开始等。

（4）创造一个有助于戒烟的环境：开始戒烟的前一天，吸烟者要扔掉所有保留的烟草产品、打火机和其他吸烟用具。吸烟者应通知配偶、家庭成员、朋友、同事和其他密切接触的人，自己已经戒烟了，使他们明白自己想戒烟的愿望并能够配合。鼓励吸烟者告知家人、朋友、同事等在自己面前尽量克制吸烟。

十三、　如何增强戒烟信心

戒烟信心，是戒烟成败的指标之一。如何增强戒烟信心呢？

（1）设立合适的戒烟目标：这个目前要明确，且不能太长时间，这就是我们戒烟日的确定，戒烟日给了一个时限，可以维持戒烟者高水平的努力，同时完成目标后会为戒烟者带来更大的成就感。

（2）不断肯定自己：学会分解并庆祝自己的成功，肯定自己的进步，比如：我已经戒烟1天了，太厉害了；我已经戒烟3天了，真的没想到自己那么棒……分阶段的鼓励有助于增强自信。

（3）身边的"榜样"：注意身边成功戒烟的人，拥有相似的经历，可以探讨经验，也会增加信心。

（4）寻求肯定：他人的鼓励反馈对于我们增强信心是有用的，特别是戒烟者尊敬的人、信任的人、喜欢的人，来自这些人的正面反馈，可以使自信心大增。

（5）转移注意力：当我们在戒烟的过程中遇到困难时，尝试转移注意力，会帮助我们获得有效的反馈。

（6）掌握经验：总结既往的戒烟经历，了解之前戒烟过程中的经验并发现复吸原因，争取戒烟成功。

（7）寻求专业帮助：烟草依赖是一种疾病，既然是疾病就要寻求医师的帮助，医师可以帮助戒烟者了解专业医学知识，消除戒烟过程中的恐惧。

（8）随访：医师通过电话、网络平台、面访等多种形式为戒烟者提供随访服务，消除顾虑，增强戒烟信心。戒烟是件难事，但用对了方法，其实也没那么难！

十四、　戒烟能否一次性成功

坚决的态度、科学的方法，戒烟一次就能够成功，但大多数人通常会经过多次尝试，《新英格兰医学杂志》在 2022 年烟草成瘾中提到：一个吸烟的人可能要尝试戒烟 30 次或更多次，才能实现永久戒烟。其实戒烟，就是戒掉对尼古丁的依赖，除了需要意志力，更重要的是科学的方法。行为和药物治疗联合是最有效的治疗烟草依赖的方法。科学的戒烟方法提高了戒烟成功率，戒烟者要继续保持不吸烟的状态，就需要做好预防复吸的准备。复吸一般会有触发因素存在，要早期识别触发因素，比如情绪状态、人际关系、社会环境，正确应对烟瘾，可以采用深呼吸、转移注意力等方式避免复吸。但复吸了也不用紧张，因为戒烟真的不简单，需要若干次尝试才能成功，很多人都会复吸，在复吸后应鼓励其再次尝试戒烟。每一次的尝试都是迈向成功的一步。

十五、　如何帮助亲友戒烟

（1）在推动吸烟者戒烟时，需要强调戒烟的最大受益人和行动主体就是吸烟者本人。这样可以减少吸烟者受人际关系的影响。比如，有些烟民戒烟的初衷是为了改善与朋友或配偶的关系，当这些关系发生变化时就有可能动摇他的决心。

（2）了解戒烟是个循序渐进的过程。一般来说，一个烟民从吸烟到戒烟有几个阶段,先是考虑戒烟,然后暗下决心、准备戒烟,继而进入实际行动。亲友可以通过观察和交谈了解他处于哪个阶段,给予相应的督促。如还没有考虑戒烟的,那就给他普及吸烟的危害、戒烟的好处,促使他思考自身的吸烟问题;如已经在考虑戒烟的,可以帮他查找戒烟的方法和专业的戒烟服务(戒烟热线和戒烟门诊),这些都有助于他从心动期进入行动期。相反地,如果不切实际、盲目快进有时候会事与愿违。比如吸烟者还没有认真考虑戒烟,就给他买一堆戒烟产品,可能他并不会认真对待,或者虽然应用了戒烟产品,但因为事发仓促而影响了效果,反而打击了他的戒烟热情和信心。

(3)了解戒烟是件严肃而科学的事。很多人目前还不知道天天吸烟本质上是一种成瘾性疾病,尼古丁则是罪魁祸首。所以戒烟其实是针对尼古丁成瘾进行的治疗,包括心理行为干预以及药物治疗。戒烟应当讲求科学的态度,对于屡战屡败的戒烟"困难户"可以向正规的戒烟热线和戒烟门诊寻求帮助。不少亲友好心购买的"电子烟"或五花八门的所谓"戒烟产品",都是未经科学验证的,既无确切疗效又有不小的安全隐患,完全不可取。

(4)了解陪伴的重要性。尼古丁成瘾的消退需要时间,特别对于中重度成瘾的烟民而言,戒烟不能一蹴而就。在此过程中不仅吸烟者需要有充分的耐心面对烟瘾的反复来袭,在旁的亲友更要对他们投以宽容的目光。时常鼓励以及耐心倾听远远好过冷言冷语和讥笑嘲讽。

(5)从细节做起。作为戒烟者身边的人,可以把控一些可能导致吸烟的关键环节,日积月累就会生出令人惊喜的变化。比如清理环境中的烟,让戒烟者总是无法很容易地拿到烟;提醒戒烟者在想抽烟时延迟点烟,很可能 20 分钟后他就不想抽烟了;在戒烟者想吸烟时和他一起散步、看电影等;帮助戒烟者发现新的爱好和生活乐趣,如健身、慢跑、书法、养花等。方法不一而足,可根据自身的环境和个性加以发挥,目的就是建立良好的生活方式。

（杨　焱　南　奕　谢慧宇　赵东芳　钱运梁　王晓丹）

参考文献

[1] U.S.Centers for Disease Control and Prevention.Benefits of Quitting [EB/OL]. [2023-06-20].https://www.cdc.gov/tobacco/quit_smoking/how_to_quit/benefits/index.htm#print.

[2] KIRSTIN P,RICHARD P,GILLIAN KR,et al.The 21st century hazards of smoking and benefits of stopping:a prospective study of one million women in the UK [J]. Lancet,2013,381(9861):133-141.

[3] RICHARD D,RICHARD P,JILLIAN B,et al. Mortality in relation to smoking:50 years' observations on male British doctors [J].BMJ,2004,328(7455):1519.

[4] THUN M J,CARTER B D,FESKANICH D,et al.50-year trends in smoking-related mortality in the United

States [J].N Engl J Med,2013,368(4):351-364.

[5] JHA P,RAMASUNDARAHETTIGE C,LANDSMAN V,et al. 21st-century hazards of smoking and benefits of cessation in the United States [J]. N Engl J Med,2013, 368(4):341-350.

[6] HU Y,ZONG G,LIU G,et al. Smoking Cessation,Weight Change,Type 2 Diabetes,and Mortality [J]. N Engl J Med,2018,379(7):623-632.

[7] OKORARE O,EVBAYEKHA E O,ADABALE O K,et al. Smoking Cessation and Benefits to Cardiovascular Health: A Review of Literature [J]. Cureus,2023,15(3):e35966.

[8] GODTFREDSEN N S,PRESCOTT E. Benefits of smoking cessation with focus on cardiovascular and respiratory comorbidities [J]. Clin Respir J,2011,5(4):187-194.

[9] HE Y,JIANG B,LI L S,et al.Changes in Smoking Behavior and Subsequent Mortality Risk During a 35-Year Follow-up of a Cohort in Xi'an,China [J].Am J Epidemiol, 179(9):1060-1070.

[10] 健康报.流行病学研究表明中年戒烟可降近四成相关疾病死亡风险[J].现代养生B,2014(8):4.

[11] U.S.Centers for Disease Control and Prevention. A Report of the Surgeon General:How Tobacco Smoke Causes Disease:What It Means to You [R/OL]. [2023-06-20].https://www.cdc.gov/tobacco/sgr/2010/ consumer_booklet/pdf/consumer.pdf.

［12］中国疾病预防控制中心.戒烟门诊操作指南［M］.北京:人民卫生出版社,2020.

［13］中华人民共和国国家卫生和计划生育委员会.中国临床戒烟指南［J］.中老年保健,2015(10):4-5.

［14］SELBY P,ZAWERTAILO L. Tobacco Addiction ［J］. N Engl J Med,2022,387(4):345-354.

第五章

复吸的预防及应对

一、 什么叫复吸

复吸是指戒烟者在戒断一段时间后,由于各种原因再次开始规律性吸烟的行为。

二、 为什么戒烟后会发生复吸

发生复吸的主要原因是:戒断症状、心理依赖、意志不够坚定和生活工作环境影响。

(1)戒断症状:烟草中的尼古丁是高度成瘾性物质,一旦成瘾很难戒断,其成瘾性仅次于海洛因和可卡因。烟草中的尼古丁作用于大脑,刺激多巴胺释放,令人产生愉悦感。当尼古丁被代谢完毕,体内的多巴胺会迅速下降,促使吸烟者不断摄取尼古丁,最终导致吸烟成瘾。当戒烟后会出现躯体依赖和心理依赖等相关不适,个人意志无法克服"心瘾"等症状,是导致复吸的最重要原因之一。

(2)心理依赖:因为长时间的吸烟已经悄然养成某些动作和习惯,如掏烟、点烟、手里要夹着烟、嘴巴要叼着烟、饭后或晨起一支烟等,这些不断被强化的行为会导致心理成瘾,就像爱玩手机的手机控,手机不在身边时可感到浑身不自在,总想掏手机出来玩。吸烟的人在戒烟的过程中,尤其是戒烟之初,因为难以克服或不懂克服之前养成的这些吸烟的习惯动作,而通过复吸来缓解自己不自在情绪的一种应对方式。

(3)意志不够坚定:生活中总能遇到有人在灌输"吸烟无害论"和"戒烟有害论",当有人递烟时不坚持、不坚决拒烟,这也是导致复吸的常见原因。

(4)生活工作环境影响:有的人受生活和工作环境的压力,从而再次用烟来排忧解闷。有的人则是没有减少去吸烟场所的次数,没有减少和正在吸烟人的来往,导致经常眼见别人吸烟,闻到烟雾、烟味,从而激活自身的烟瘾。有的则是因人际交往为了所谓的"合群"从而发生复吸。

三、 戒烟成功后偶尔吸一口算是复吸吗

偶吸是指戒烟一段时间后(或戒烟成功后)偶尔吸一口或一支,严格意义上来讲不算复吸,但这是导致发生复吸的重要原因。

很多吸烟者认为经过成功戒烟没有烟瘾后,偶尔吸一支烟没有什么,其实这是一个错误的观念。对于之前吸过烟的人来说,就算成功戒烟了,但曾经吸烟时体会到的愉悦记忆可以在大脑中留存很长时间,一旦再接触到它,就算只是重新吸一口烟,之前那种愉悦感也可在瞬间恢复,会让你想吸第二口烟、第二支烟……从而导致复吸。

很多人戒烟失败或发生复吸,就是因为在戒烟过程中或戒烟成功后放松警惕,或因为猎奇、想和烟瘾挑战等心理,再次吸一口烟、一支烟而造成的,所以不要有猎奇心理,不要去挑战它,不要被旁人怂恿去尝试。

只有拒绝偶吸,才能做到预防复吸,因此建议在戒烟过程中,要尽量做到绝对一口烟都不要再吸,需要多提醒自己,戒烟要彻底,哪怕吸一口烟、一支烟,都可能导致戒烟的失败,不能再去尝试。

四、　复吸了就意味着失败吗

复吸不意味着失败,只要重新开始尝试戒烟,就是向成功迈进了一步。可以从以下方面帮助吸烟者。

（1）肯定吸烟者戒烟获得阶段性的成绩。

（2）帮助吸烟者回想戒烟对生活及健康的好处。

（3）帮助吸烟者分析发生复吸的原因。

（4）再次强化戒烟的根本原因和动力,鼓励吸烟者尽快重新开始戒烟,并制订新的戒烟计划。

五、 戒烟后多久不复吸才算是戒烟成功

根据《中国临床戒烟指南（2015 年版）》中的戒烟阶段，戒烟 5 年才算是成功戒烟，但一般来说，戒烟 1 个月后戒断反应逐渐减轻，戒烟 3 个月以后对烟草的躯体依赖消失。因此，保持 3 个月内一支烟都没有吸，可以认为是初步戒烟成功了，也称之为"临床治愈"。

但需要注意的是，人对烟草的"心瘾"可能还会继续存在一段时间，有的人会长达 1～2 年。这种"心瘾"就表现为，看到别人吸烟会有感觉、会馋，甚至有的只是看到一个吸烟的电视电影镜头，都会迅速回忆起吸烟的快感，因此不能放松警惕。

不过不用太担心，因为与戒烟后的第 1 个月相比，戒烟 3 个月后的这种"心瘾"是比较好控制的，往往转瞬即逝。当然了，无论何时都不能掉以轻心，戒烟是一件长期，甚至可以说是终身的事，最重要的是坚持，因为烟草依赖是一种慢性成瘾性疾病，具有高复发的特点，依旧要坚定自己戒烟的意愿，并且在戒烟后牢记任何时候都不能再吸一口，戒烟的时间越长，复吸的可能性越小。

六、 如何防止从偶吸变成复吸

防止从偶吸变为复吸，有以下几点策略。

（1）及时中止偶吸的想法和行为：每次出现吸烟的冲动

时,明确地告诫自己必须停止这个想法,更不能将想法转化为行为。多次练习后对烟瘾的控制将会越来越熟练和轻松。

（2）学会拒绝、"化敌为友"：在工作环境或社交场合中,对他人的递烟、劝烟行为坚决拒绝,并主动劝阻对方的吸烟行为,建议对方和自己一起戒烟。

（3）创造良好的无烟环境：在家里和办公室移除卷烟、烟灰缸、打火机等吸烟相关物品,张贴"禁止吸烟"标识提醒自己及他人。

（4）识别高危场合：如有吸烟者参加的朋友聚会、工作宴请或棋牌室活动等,这些都是容易引发复吸的高危环境,需要避免涉足。

（5）维持自我效能：经常回顾当初戒烟的出发点和目标,使戒烟的意愿不会随时间出现减退。还可以进行决策平衡练习,即反复比较吸烟的危害和戒烟的好处,继而坚定戒烟的决心,提高自身对抗偶吸、复吸的能力。写戒烟日记,将戒烟期间的心得记录下来,不断总结经验教训,以提高对吸烟冲动的应对能力。

（6）识别情绪信号：戒烟者往往容易在情绪特别开心或低落的时候复吸,因此当因为工作生活里的某些事件导致情绪大起大落时,需要特别警惕,对吸烟的念头和行为更不能有一丝一毫的放松。

（7）制订娱乐活动计划：生活越充实,越不会想到复吸。可以根据自身的爱好和时间去安排空闲时间,如养花种草、听音乐、学习书法绘画、打太极拳和健身跑步等。

（8）放松练习：可以通过放松肌肉、冥想、正念等形式

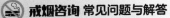

使得身心常常处于较为松弛、平静的状态,减少复吸念头的出现。

(9)选择合适的戒烟日:很多吸烟者会选择一个对自己有意义的日子开始戒烟,而选择工作和生活上压力较小的时候去戒烟可能更会事半功倍,比如从休假开始,或一个重要项目达成后开始,等等。

(10)帮助吸烟者了解戒烟过程中可能出现的困难,正确认识戒断症状和预防复吸的重要性。

另外,当经过上述努力仍无法控制吸烟渴求时,需要及时使用戒烟药物,可有效防止复吸。

七、 发生复吸对身体的危害大吗

戒烟后复吸对身体的危害是比较大的,因为戒烟一段时间后复吸时,会激活潜伏在大脑里对尼古丁的依赖和尼古丁带来愉悦感的记忆,导致吸烟者恢复到戒烟前的吸烟量和频次,个别还会产生报复性吸烟,会对身体各系统造成更大伤害。戒烟复吸后,常会让再次戒烟变得更加困难。

因此,不要盲目单纯靠意志戒烟,否则复吸的概率较高。在戒烟前要了解戒烟的相关知识,做好自身的烟草依赖评估,了解戒烟可能会出现哪些情况,应该怎么去克服。

八、 戒烟复吸后,还能再戒吗

很多戒烟者一旦复吸后就会产生心理挫败感,对自己失望,也对戒烟失去了信心,觉得以后再也戒不掉了,其实并非如此。

戒烟过程中发生复吸,需要多次反复戒烟才能成功是很常见的,所以不要因为复吸而气馁。发生复吸后仍可以再戒,但不要匆匆再次进入戒烟戒断期,而是应先认真总结复吸的诱因和原因,重新规划戒烟方法和对策,同时保持坚定戒烟的意志和耐心,可以寻求当地戒烟门诊的专业医师帮助指导,必要时采用戒烟药物辅助。只要你下定决心,再配合正确的方法,总有一天能戒掉。

九、　什么情形容易导致复吸

戒烟后因内在或外在的各种因素均可导致复吸,在某些场合、某种情况下,复吸的风险会较平时更大,只有很好地认识以下容易引发吸烟冲动的场景,才能更好地防患于未然。

(1)戒烟意愿弱化时:戒烟初期往往都是决心满满,但随着时间的推移,加上工作和生活中各种琐事的干扰,当初立下的宏愿逐渐被抛在脑后,感觉戒烟的意愿没有那么强烈了。

(2)戒烟动机消退时:有些吸烟者面临手术、备孕、生病(比如感冒、咳嗽)等时会决定戒烟,当手术完成了、宝宝出生了、咳嗽好了,就可能重新吸烟。

(3)容易有吸烟行为的场合:如工作休息时或应酬时有人递烟、劝烟,特别是同时饮酒的情况下。

（4）节假日亲友聚会：如同学或朋友相聚，逢年过节亲友宴请，等等。

（5）情绪大起大落时：心情特别高兴或特别难过时容易复吸，女性吸烟者在戒烟后更容易因情绪低落而复吸。

（6）感觉无聊时：无所事事、百无聊赖的状态容易唤起吸烟的冲动。

（7）戒烟出现困难时：如果戒烟前过于乐观，对可能出现的困难估计不足，当出现一点波折时就容易气馁，导致复吸。

十、　不同情景下想吸烟，如何防止复吸

戒烟的过程中往往会遇到一些容易唤起你吸烟记忆的熟悉的场景或者情况。比如说，开车时、办公时或者吃饭后。要抹去大脑对这些情境的记忆需要一定的时间，在这段时间内建议您采取以下措施。例如，告知同事自己戒烟了，重新打扫办公室，调整吸烟场所；放置一些禁止吸烟的警告牌告诫自己；容易吸烟的地方不要放置烟草及相关的东西；放些口香糖或小零食在这些易吸烟的地方；告诉亲朋好友自己已经戒烟了，尽量避免去一些容易让人想吸烟的地方（酒吧等），吃完饭立即从座位上起来，出去散散步，作出改变就会有收获。

十一、　戒烟后压力和情绪无法宣泄，如何防止复吸

表面上看吸烟好似可以舒缓情绪、缓解压力、解除疲劳，

但这只是一个假象。烟草中的尼古丁使脑内的多巴胺短暂迅速释放,从而令吸烟者暂时感觉松弛和愉悦。最初的压力和不适也许来自生活和情绪,吸烟后似乎缓解了,但是形成烟瘾后,不适和焦虑则来自尼古丁水平下降后产生的戒断症状。

其实,有很多健康的放松方式,常用的方法有以下几种。

(1)深呼吸:最简单有效的方法就是深呼吸 10～15 次,也可以用唱歌来强制改变自己的呼吸节奏。

(2)运动:可以进行一些运动(比如跑步、打球),也可以立刻在原地做 10 个开合跳,来释放坏情绪宣泄压力。

(3)宣泄情绪:制作一个"发泄清单",写下能让你发泄情绪且感受愉悦的小事(比如整理房间、做饭、唱歌),压力或情绪来袭时,立刻去做 1～2 件写在清单上的事情。

(4)亲友支持:找人聊聊天,可以是当面倾诉,也可以通过打电话或发信息。

(5)转移注意力:沉浸式参与一些高能量的体验,例如观看节奏昂扬的歌舞片、喜剧片,播放欢快的音乐,蒸桑拿等,转换自己低沉的状态。

(6)难过的时候不要喝酒,如果想要借酒消愁,不如来一杯咖啡或茶。酒精可能会让自控力下降。

还有就是,想想这件令你感到有压力或情绪的事,在一年后还会困扰你吗? 当下发生的事情可能只是你生活中的小插曲并不会带来太大改变,会让你逐渐平静下来。

十二、 戒烟后梦里居然都会吸烟,如何防止复吸

有人戒烟后偶尔会出现这样的情况:在疲惫、情绪极度不佳的时候,还会冒出想吸烟的念头;无数次梦中吸烟情境那么真切,令自己产生错觉,误以为复吸;甚至多次产生"猎奇"心理,想侥幸尝试吸一口烟验证自己是否还对烟有感觉……

戒烟后屡屡冒出吸烟的念头其实是很常见的,这并非你所愿,但并不表示你就一定会复吸。

首先,吸烟者和不吸烟者的大脑是不一样的,烟草中的尼古丁已经把吸烟者的大脑改变了,吸烟者吸烟时曾经体会到的愉悦记忆可以在大脑中存留很长时间。即使一个人2年不吸烟了,如果吸一口烟,之前那种愉悦的感觉可能会瞬间恢复。

其次,在情绪低落、压力过大的情况下,我们希望尽快摆脱不安的情绪。"吸烟可以带给内心平静或吸烟可以缓解压力"这种记忆并没有消失,而是一直沉睡于我们的脑海深处。当大脑产生快速摆脱不安情绪的渴求,刚好关联到这个记忆,这种吸烟的愉悦记忆则被唤醒。如果此时,你又置身于能够满足吸烟的环境,则很有可能拿起卷烟并且点燃。

但是,你认识到了以上的原因,知道这种诱惑极易引起偶吸,继而会导致复吸风险大大增加。那么即使是你偶然闪现吸烟念头,只要尽可能地远离吸烟诱惑和环境,坚定戒烟

信念勿轻敌，便不会再复吸。

十三、　避不开吸烟环境，如何防止复吸

将自己置身于无烟环境有益于预防复吸，因为即使有了吸烟的念头，也不方便马上实现。与其留着烟考验自己的意志力，不如给自己创造良好的无烟环境。

那如果避不开一些吸烟环境怎么办呢？例如，自己的另一半就吸烟，或者自己的工作环境就有人吸烟，自己的圈子里都是烟友，如何做才能更好地避免复吸？

尽管这些逃避不开的环境的确给戒烟者增加了坚持戒烟的难度系数，但也并非一定会造成复吸的结果。如果伴侣、亲友在您生活环境里会吸烟，请他/她尊重您戒烟的选择并支持您，尽量到室外吸烟，创建无烟家庭，等您戒烟成功带动他/她一起戒烟。如果工作环境躲不开二手烟，可以向领导提出建立无烟办公环境，这是为全体员工争取的避免二手烟、三手烟的健康权利，请吸烟的同事将所有的烟具和吸烟的相关物品挪到可能的室外区域，在原有的地方放置口香糖或者水代替，经常开窗通风，室外设立吸烟区，获得领导和同事的理解与支持。如果自己生活、娱乐的圈子里有很多烟友，告诉他们你正在戒烟，请他们尽量不在你面前吸烟，聚会时避免酗酒、乌烟瘴气的环境，用茶水或其他娱乐方式享受你们的时光。

但是，一定要记住，最终选择是否抽一口烟、一支烟的是你自己，坚持你的原则，你一定可以！

十四、 戒烟期间喝酒会容易复吸吗

烟酒搭档是比单独喝酒或单独吸烟更有害健康的坏习惯。因为喝酒时吸烟会加重肝脏的代谢负担,能使二者的毒性都明显增强,烟草中的有毒物质清除也受到影响,对人体的危害大大增加。绝大多数每天消耗两包或更多卷烟的"烟鬼"同时也是酗酒者,而烟草的消耗量也会随着酒精摄入量的增加而上升。

有研究发现,烟草中的尼古丁可明显地降低血液中的酒精浓度,具有酒瘾的人身体能够更加迅速地处理尼古丁,抽烟的酗酒者不能很快享受到酒精带来的"快感",因此就要喝更多的酒,导致更加难以戒掉烟瘾。而尼古丁虽能降低酒精浓度,但却不能减少酒精分解时产生的更多的毒害。

酒精和尼古丁成瘾总是同时存在使人产生依赖,酒精和尼古丁还有一些协同作用,使烟酒中的其他各种毒素更易于扩散到血液中,对肝脏和心血管等器官造成严重伤害。

喝酒时酒精刺激中枢神经,人的自控能力迅速下降,如果有旁人相劝,立即就会重新开始吸烟,这也是很多人反映酒后行为失控不自觉就抽上烟了的原因。

因此,喝酒容易导致戒烟失败,往往成为很多人复吸的主因。故在戒烟的同时切忌喝酒,如喝酒也要在戒烟成功后减少饮酒量。

十五、 戒烟后"心瘾"作祟怎么办,会不会导致复吸

戒烟不仅要戒掉身体对尼古丁的生理需求,同时要戒掉对吸烟习惯的心理需求,即戒"心瘾"。有人戒烟后其实并没有对烟的实际需求了,但觉得总是"心瘾"作祟,而"心瘾"犯了应该如何应对呢?

首先,建议此时多回想戒烟时的艰苦历程,比如戒烟初期的焦躁易怒,烟瘾强烈时的如坐针毡。一旦复吸,还要重新戒烟,重蹈覆辙。

其次,不断回顾戒烟的原因和好处,坚定自己戒烟的信念。像排斥毒品一样拒绝烟草。

此外,了解自己的"心瘾"背后的实际需求,观察自己的行为习惯,然后针对不同的习惯采取措施。例如以下几项措施。

(1)工作压力大或忙碌的时候,不抽一口觉得没有思绪或动力做下去,你可以试着让自己放松一小会儿,做深呼吸或冥想,泡杯茶、煮杯咖啡,上个厕所,适当的放松可以让自己更好地投入到下一步的工作中去。

(2)上厕所时,可以不带烟去厕所,去单位或公共厕所,平时多食用些粗纤维食品和水果、多喝水有助通便。

(3)心烦急躁时,觉得就得来一支,想让自己内心尽快平静下来,就需要远离此时的场景,保持头脑清醒,让理智战胜冲动的魔鬼,找能让自己心情变好的事情做,例如运动、打球、打游戏、听歌、追剧、购物等。

（4）熬夜时，为了保持清醒也不要选择烟，不要随身带烟，可以喝咖啡、泡茶，听动感音乐，或做一些简单的运动，伸个懒腰或溜达几圈。

（5）"心瘾"来了想吸烟时反复做深呼吸或喝水的动作，一般就能忍过去了，毕竟强烈的想法就几分钟的事。

十六、 身边亲友都在吸烟，担心自己复吸怎么办

首先，一定要告诉周围的朋友自己正在戒烟，学会拒绝，并请他们支持。特别是那些吸烟的亲友，告诉他们不要给自己递烟，不要在自己面前吸烟。也许拒绝第一次、第二次会很难，但是三次之后你肯定能应对自如，并且对方也会知道你戒烟了。要记得，决定是否接过来烟或吸一支烟的人终归是你自己，拒绝的时候说"我不吸烟"可能会比"我戒了"效果更好。

其次，远离吸烟环境或吸烟者，在他们吸烟的时候，自己要有意识地躲避，特别是牌局、酒桌等，你可以出去干一些别的事情，尽力避免他人吸烟对自己产生的诱惑。

再次，不忘戒烟初心。要时刻默念自己的戒烟决心，回想自己的戒烟动机，吸烟带给自己的不便和危害，戒烟给自己带来的好处，例如口气清新了、牙齿更白了、身上烟味小了、呼吸更顺畅了、家人更愿意和你在一起了。

然后，做一个非吸烟者，养成自律的健康生活方式，跑步、爬山、游泳、以茶代酒、盘手串等，都可以让你慢慢享受无烟的清新。坚定自己的戒烟步伐，你有自己的选择和戒烟理

由,不会因为他人而改变。

最后,你可以带动身边吸烟者一起戒烟,证明你就是成功戒烟者,做他们的榜样。如果有吸烟者愿意和您一起戒烟,你们可以相互鼓励、督促,共同努力成功戒烟。相信你的言行是可以被尊重和理解的。

十六、 戒烟后总是躲不开别人递烟,如何拒绝

首先少去容易吸烟或烟雾缭绕的场所,如麻将馆、酒桌,尽量远离吸烟者。当然如果这些实在都躲不掉……那么,当有人递烟给你时,一定要勇于拒绝,想想自己戒烟的初心,戒烟时经历的痛苦,如果不小心复吸了一切还要从头再来,得不偿失。

你可能碍于面子,第一次、第二次说出口可能自己都不习惯,但当你说过三次以上,当你自己习惯了说"不",就会发现拒绝不难。

如果身边的烟友递烟,你一定要表明正在戒烟;实在拒绝不掉就先道谢,然后拿着烟继续谈话或放在某个地方,不要把烟点起来。你可以用一些善意的谎言回绝,比如现在戒烟了再抽烟会头晕、喉咙痛,现在不可以抽烟。

如果老板递烟时,可以坦然地告诉老板你正在戒烟,然后开玩笑说让老板监督,如果看到抽烟就扣工资。如果觉得和客户开会通常都需要互相递烟,那现在就改成其他方式,开会前放一些水果、零食、咖啡、茶等给他们享用,并告知目前会议室为无烟会议室。

一定要坦白地告诉对方你戒烟的理由：身体原因被医师要求必须戒烟，正在备孕或应儿童的要求等，既加强了自己戒烟的信念也向对方表达了决心，别人一定会尊重你的抉择。

　　一定要鼓励自己坚决不再吸烟，找到合理借口不接烟。

十八、　如何重塑非吸烟者形象，防止复吸

　　树立更值得自己去追求的身份，让其成为自己决心戒除不良习惯的强大动力，并由此带来一系列的针对性措施。

　　例如：孩子出生以后，我立志成为一名为孩子健康负责的爸爸。吸烟所带来的后果就是危害孩子的健康，令我觉得非常厌恶。我也实行了营造无烟环境，刻意避开吸烟场合，面对吸烟诱惑时以坚定的信念和意志力来约束自己，包括改变习惯（尝试新事物、打乱顺序、新习惯替代旧习惯）、经常回顾戒烟原因和重塑自我形象等一系列措施，再次成为非吸烟者。

　　把自己当成一个从来就不吸烟的非吸烟者。不要说自己"已经戒烟了"，因为这样会迫使你必须通过强大的意志力来作出拒绝吸烟的抉择；但是如果你直接告诉自己和其他人"我不抽烟"，把自己当成一个"不吸烟者"，就会更容易保持戒烟状态。还可以学习身边非吸烟者良好的行为习惯，多和不吸烟的朋友交往。

十九、 戒烟后如何做到"永远不拿第一支烟"

戒烟的难度常常不在于一时戒掉,而是永远戒掉。因此对于已经开始戒烟的患者,要时刻提醒自己拒绝偶吸、预防复吸,不小看每一次吸烟诱惑,不放纵每一次蠢蠢欲动的吸烟想法。

"解决人生问题的首要方案,乃是自律"——这是著名的心理学家 M. 斯科特·派克在《少有人走的路》一书中的经典名言。"自律,就是一种自我完善的过程,其中必然经历放弃的痛苦,其剧烈的程度,甚至如同面对死亡。但是,如同死亡的本质一样,旧的事物消失,新的事物才会诞生。"因此,每一位戒烟者都需要自律,戒烟初期,应尽可能履行戒烟日戒烟的承诺,养成健康的新的生活行为习惯,改掉旧的行为习惯;戒烟成功后更是需要加强自律、预防复吸,将"永远不拿第一支烟"作为自己的信念,在工作、生活中秉持它、践行它,长期坚持下去,才能在与烟瘾的每一次较量中战胜它。

曾经一位戒烟 20 多年的长者说:"戒了这么多年,我有时还会想抽烟,但我对待这个烟瘾就像对待老朋友、老战友一样,它来了,我和它拥抱一下、握握手,然后道别,我决不会跟着它走,再拿起烟抽。这样我永远不会被它奴役"。每一位刚刚戒烟成功的人都要以"永远不拿第一支烟"作为自己的信念,将戒烟进行到底!

二十、 为什么戒烟后复吸时会有"醉烟"现象，而且烟瘾更大了

很多人戒烟一段时间后复吸，发现自己出现头晕、头痛等不适症状，其实这在医学上被称为"尼古丁中毒现象"，也就是俗称的"醉烟"，这是因为烟草燃烧会释放出一氧化碳，一氧化碳进入人体后会比氧气更快地和血红蛋白结合，导致体内氧气不足，出现缺氧的情况。其实，长期吸烟的吸烟者在吸烟时也会缺氧，只是他们早已习惯了，但是对于戒烟一阵子又复吸的人来说，尼古丁浓度突然增加，而氧气含量减少，于是就产生中毒现象，导致头晕等不适，但这种"醉烟"现象会随着身体重新适应后好转，而当等到身体适应后，由于尼古丁具有高度成瘾性，大脑就会想获得更多的尼古丁，而对于刚复吸不久的人来说，体内尼古丁浓度较低，中枢神经达不到兴奋状态，就会感觉心烦、恶心，对尼古丁产生强烈的渴望，只有再次摄取大量尼古丁，症状才会消失，所以就会感觉自己的烟瘾变大了。

二十一、 戒烟后副作用严重，该复吸吗

戒烟后出现所谓的副作用，实际上就是戒断症状，如渴望吸烟、心情焦虑、口水增多、注意力不集中、失眠等，这是戒烟后较为常见的正常反应，也是一种烟瘾发作的表现。戒烟后戒断反应持续时间的长短，与患者之前的吸烟频率、吸烟

时间长短有一定的关系。一般情况下,患者之前的吸烟频率越高、吸烟时间越长,戒断反应就越严重。当患者的戒断反应消失后,患者戒烟就逐渐成功了,如果患者此时复吸,可能会给身体造成更严重的危害,不利于患者的健康。

因此,当戒烟后出现比较明显或自觉很严重的"副作用"时,要坚定戒烟信念,不要复吸,可到戒烟门诊找专业医师帮助指导科学的克服方法,也可通过网络平台搜索"中国戒烟平台",寻求专业的戒烟服务,帮你戒烟。

(南 奕 谢慧宇 景 行 王生成

王晓丹 陈 谨 谭星宇)

参考文献

[1] 中华人民共和国国家卫生和计划生育委员会.中国临床戒烟指南[J].中老年保健,2015(10):4-5

[2] BAILEY S M,MANTENA S K,MILLENDER-SWAIN T,et al. Ethanol and tobacco smoke increase hepatic steatosis and hypoxia in the hypercholesterolemic apoE(-/-) mouse:implications for a "multihit" hypothesis of fatty liver disease.[J]. Free Radic Biol Med,2009,46(7):928-938.

[3] ROSE J E,BRAUER L H,BEHM F M,et al. Psychopharmacological interactions between nicotine and ethanol [J].Nicotine Tob Res,2004,6(1):133-144.

[4] DOYON W M,DONG Y,OSTROUMOV A,et al.

Nicotine Decreases Ethanol-Induced Dopamine Signaling and Increases Self-Administration via Stress Hormones [J]. Neuron,2013,79(3):530-540.

[5] ZUO L,ZHANG X Y,WANG F,et al. Genome-Wide Significant Association Signals in IPO11-HTR1A Region Specific for Alcohol and Nicotine Codependence [J]. Alcohol Clin Exp Res,2013,37(5):730-739.

[6] MEHTA M,JAIN A,BILLIE M. Combined effects of alcohol and nicotine on cardiovascular performance in a canine model [J]. J Cardiovasc Pharmacol,1998,31(6): 930-936.

第六章

戒烟药物和戒烟资源

一、 常用的戒烟药物有哪些，作用机制是什么

根据《中国临床戒烟指南（2015 年版）》，目前我国已被批准使用的一线戒烟方法和药物有：尼古丁替代疗法（非处方药）、盐酸安非他酮缓释片（处方药）、酒石酸伐尼克兰（处方药）。

（1）尼古丁替代疗法：目前国际上应用"尼古丁替代疗法"的控烟用品有尼古丁贴片（nicotine patch）、尼古丁口胶剂（nicotine gum）、尼古丁喷鼻剂（nasal nicotine spray）、尼古丁吸入剂（nicotine oral inhalation），还有尼古丁舌下含片（nicotine sublingual tablet）等。

（2）盐酸安非他酮缓释片：其为不含尼古丁的处方药，具有多巴胺和去甲肾上腺素能的抗抑郁药，能缓解戒断症状和吸烟的渴求。必须于还在吸烟时开始使用，其需要 1 周以上

时间才能在血液中达到稳定浓度。

（3）酒石酸伐尼克兰：酒石酸伐尼克兰是尼古丁受体部分激动剂,能特异性作用于α4β2尼古丁乙酰胆碱受体,具有双向作用机制,一方面高亲和结合尼古丁受体,阻断尼古丁与该受体结合,降低因尼古丁摄入带来的奖赏作用,同时部分激动上述受体,缓解吸烟者对尼古丁的渴求和戒断症状。

二、 常见的戒烟药物有什么优缺点

（1）尼古丁贴片：通过向人体释放尼古丁以替代或部分替代吸烟者通过吸烟获得的尼古丁,从而减轻戒断症状。优点:安全,副作用少,部分使用者可能会出现皮肤过敏、头痛、失眠等不适;为非处方药,可使戒烟成功率增加1倍;可在药店自行购买;使用方便,仅需每日1贴即可控制1天的烟瘾。缺点:遇水或遇汗易粘贴不牢,影响药物吸收和效果。尼古丁释放速度较慢,不能缓解突发的烟瘾发作。

（2）尼古丁咀嚼胶：也是尼古丁替代类药物,经过口腔内咀嚼含尼古丁的口香糖,缓解吸烟冲动,减轻戒断反应。优点:使用方便,按需给药,副作用少。非处方药,可在药店自行购买。缺点:不适用于牙齿松动等有牙齿病变者,可能发生口腔溃疡、口干等不良反应。

（3）盐酸安非他酮缓释片：是一种非尼古丁类戒烟药物,其作用机制包括抑制多巴胺及去甲肾上腺素的重摄取,增加脑内多巴胺水平,缓解戒烟后的戒断症状。优点:口服药物,可使戒烟成功率增加 1 倍；特别适合伴有抑郁症或抑郁症状的吸烟者使用；价格较低；对戒烟后体重增加有一定作用。缺点：副作用包括口干、易激惹、失眠、头痛等，合并有癫痫、贪食症、厌食症，或过去 14 天服用过单胺氧化酶抑制剂的吸烟者禁用，处方药的使用应严格按照说明或医嘱使用。在同时使用抗焦虑、抑郁药物时，安非他酮可能增加其他药物浓度，建议咨询药师或心理医师调整方案。

（4）酒石酸伐尼克兰：为尼古丁乙酰胆碱受体的部分激动剂，同时具有激动及拮抗的双重调节作用，一方面，可刺激脑内释放多巴胺，缓解戒烟后的戒断症状；另一方面，可阻止尼古丁与尼古丁受体结合，减少吸烟的欣快感。优点：戒烟效果好，可使戒烟成功率提高 2 倍以上。缺点：副作用包括恶心、口干、腹胀、便秘、多梦等，患有严重精神疾病和有严重肾功能不全的吸烟者慎用，处方药的使用应严格按照说明或医嘱使用。

三、 使用戒烟药有哪些禁忌

（1）尼古丁贴片的使用禁忌包括：对尼古丁或者本品中的任何辅料过敏，近期发生心肌梗死（最近 3 个月）、不稳定或者进展期心绞痛、变异型心绞痛、严重心律失常、卒中、慢性全身性皮肤疾病。

（2）盐酸安非他酮缓释片的使用禁忌包括：①癫痫发作患者。②使用其他含有安非他酮成分药物的患者。③现在或者既往诊断为贪食症或厌食症的患者，可能诱发癫痫的发作。④不能与单胺氧化酶（MAO）抑制剂合并应用。停用单胺氧化酶抑制剂而服用本品时，间隔至少应该为 14 天。⑤对安非他酮或本品成分过敏者。⑥突然戒酒或停用镇静剂的患者。

（3）酒石酸伐尼克兰片的使用禁忌包括：对该药物成分过敏者禁用，儿童或 18 岁以下青少年、妊娠或哺乳期女性、终末期肾病患者、有精神疾病病史的患者应慎用。

因此，想使用戒烟药物辅助戒烟的吸烟者须咨询过医师后，参考药品说明书，在医师的指导下使用，不要擅自购买和使用药物。

四、 戒烟药的安全性怎么样

我国以及国际上各国家戒烟指南中共同推荐的一线药物有尼古丁替代治疗药物（包括尼古丁贴片、口胶剂、喷鼻剂、吸入剂及舌下含片）、盐酸安非他酮缓释片、酒石酸伐尼克兰等。这些戒烟药物经过丰富临床观察及严格药理学检查，原理上提供少量尼古丁成分或同等拮抗成分，既减轻戒断症状，提高戒烟成功率，同时避免吸烟产生的有害物质对身体的毒害。和所有的合格药品一样，有详细的药品说明书，详细列出了药物适应证及禁忌证，建议在医师的指导下使用，对于长期服药人群，同样应该监测肝肾功能。

五、　常见戒烟药物不良反应有哪些

（1）尼古丁贴片：最常见的不良反应为皮肤刺激感或皮肤过敏，针对这些反应可以尝试更换使用位置，如贴在腰部、腿部等，避免贴在皮肤较薄或者容易出汗的地方；另外，部分吸烟量较少的吸烟者如果使用的尼古丁贴片剂量较大的话，可能出现恶心、头痛、头晕等尼古丁中毒的反应，此时应及时停用或减少药物剂量，可有效避免这些不良反应。

（2）尼古丁咀嚼胶：不良反应大多发生在治疗开始后的最初几周，多是由不正确的咀嚼技巧或与剂量相关的尼古丁的局部或全身药理作用引起的。所以要注意按说明书推荐的咀嚼方式正确使用药物。还须注意戒烟本身引起的戒断症状（如易激惹、睡眠障碍和头昏眼花）有时可能被误认为药物的不良反应。较为常见的不良反应有眩晕、头痛、恶心、胃肠道不适、呃逆（俗称"打嗝"）、腭肌疼痛、口腔或喉咙痛等。咀嚼可能黏着或在极少的情况下损坏假牙，因此戴假牙者应慎用。

（3）盐酸安非他酮缓释片：最常见的不良反应为失眠。使用时应避免在睡前服药，尽量在睡觉前 3 小时以上服药。如调整服药时间仍出现失眠情况，可以短期内配合使用治疗失眠的药物，如失眠过于严重应及时停药；该药物另外一种较常见的不良反应是口干，在服药期间多饮水、饮食清淡、多吃蔬菜水果即可。

（4）酒石酸伐尼克兰片：最常见的不良反应为恶心，多为轻到中度,在用药最初的 1 个月内较为明显,之后随着用药时间的延长逐渐减轻消失。建议患者在饭后或随餐服用药物,减慢药物的吸收速度,可有效避免该不良反应;饮用一些冰镇的饮料或酸奶,亦可以减轻恶心的情况。一般不建议使用促进胃动力的药物。如经过上述处理后恶心情况仍明显,可考虑减少每次服药的剂量或暂时停药。

六、 戒烟药会和其他药物有冲突吗

目前,《中国临床戒烟指南(2015 年版)》推荐的一线戒烟药物中,尼古丁替代治疗药物与其他药物间未发现有临床意义的相互作用。盐酸安非他酮缓释片和酒石酸伐尼克兰片可能会与其他药物产生相互作用。

盐酸安非他酮缓释片与其他影响 CYP2B6 同工酶的药物存在潜在的交互作用;不可与单胺氧化酶抑制剂一同使用,可能会增加安非他酮的急性毒性;与左旋多巴同时使用后,不良反应发生率可能升高;由于该药物可能诱发癫痫发作,所以与降低癫痫发作阈值的药物(如抗精神病药物、抗抑郁药物、茶碱、全身应用类固醇等)或者疗法(如突然中断苯二氮䓬类药物)合用时应极其小心;与尼古丁透皮贴剂合用时易造成血压升高,因此对二者的联合应用应严密监测血压情况。

基于酒石酸伐尼克兰的特性及目前的临床经验,其与其他药物间未发现有临床意义的相互作用,无须调整酒石酸伐尼克兰及以下合并用药的剂量。二甲双胍:酒石酸伐尼克兰不影响二甲双胍的药代动力学参数；二甲双胍亦不影响伐尼克兰的药代动力学参数。西咪替丁：肾功能正常的受试者或轻、中度肾功能损伤患者同时应用两药无须调整剂量；对于重度肾功能损伤患者，应避免两药同时应用。地高辛：酒石酸伐尼克兰不改变地高辛的稳态药代动力学参数。华法林：酒石酸伐尼克兰不改变华法林的药代动力学参数。凝血酶原时间［以国际标准化比值（international normalized ratio，INR）计］不受伐尼克兰影响，但戒烟本身可能改变华法林的药代动力学参数。酒精：酒精与酒石酸伐尼克兰潜在相互作用的临床资料有限。与其他戒烟治疗同时应用，包括：①安非他酮。酒石酸伐尼克兰不改变安非他酮的稳态药代动力学参数。②尼古丁替代疗法（NRT）。两种联合应用时可能增加恶心、头痛、呕吐、头晕、消化不良及疲劳等的发生率，并须注意可能引起低血压。

　　虽然戒烟药物的安全性较好，但对于一般大众尤其是一些慢性病患者，平时服用较多的药物，此时如果使用戒烟药物辅助戒烟，还是需要咨询医师或药师，了解是否存在药物相互作用，合理调整药物种类和剂量。在不确定是否会产生相互作用时，建议听从专业医生指导使用尼古丁替代治疗药物或酒石酸伐尼克兰片辅助戒烟。

七、　如何选择戒烟药

　　《中国临床戒烟指南（2015 年版）》中对"如何对吸烟者进行精准用药"尚无明确建议。但研究显示，吸烟者使用戒烟药物后存在的效果差异可能与其烟瘾大小、基因差异、合并慢性病（如糖尿病、慢阻肺等）以及合并使用药物等有关，但这些差异能否指导临床精准戒烟药物治疗尚不清楚。因此，目前临床中，医师常在首诊时将所有一线戒烟药物的机制、优缺点等详细向吸烟者介绍，根据吸烟者是否存在用药禁忌及使用药物的意愿选择使用一种戒烟药物，经验性用药 1～2 个月后如效果不佳，再尝试更换药物或者联合使用 2～3 种戒烟药物。但需注意的是，戒烟药物只是戒烟治疗方案中的一部分，医师应向吸烟者解释不能完全靠药物戒烟，还需坚定戒烟的决心，配合心理和行为疗法，并合理、足量、全疗程使用戒烟药物，才能最大程度地提高戒烟成功率。

八、 戒烟药物如何使用

目前，《中国临床戒烟指南（2015 年版）》推荐的一线戒烟药物包括 3 种，具体用法见表 6-1。

表 6-1　常见戒烟药物使用方法

药品名 （英文名）	用法、用量及疗程	规格及获得途径
尼古丁贴片 （Nicotine patch）	**用法**：撕去保护纸后迅速将其粘贴于清洁、干燥、少毛、无创面的躯干或四肢部位，贴后紧压 10～20 秒，每日须更换粘贴部位 **用量**：每 24 小时或 16 小时 1 次，每次 1 贴。治疗开始时宜用较大剂量，按照疗程逐渐减量 **疗程**：12 周或根据治疗情况延长	16 小时剂型（5.0、10.0、15.0mg/ 片）24 小时剂型（7.0、14.0、21.0mg/ 片）非处方药

药品名 （英文名）	用法、用量及疗程	规格及获得途径
尼古丁咀嚼胶 （Nicotine chewing gum）	用法：置于颊和牙龈之间，缓慢、间断咀嚼，约30分钟后尼古丁可全部释放。吸烟支数≤20支/d者使用2.0mg剂型；吸烟支数＞20支/d者使用4.0mg剂型 用量：第1～6周：每1～2小时1片，8～12片/d（不超过24片/d）；第7～8周：每2～4小时1片，4～8片/d；第9～12周：每6～8小时1片，2～4片/d 疗程：12周或根据治疗情况延长	2.0mg/片 4.0mg/片 非处方药
盐酸安非他酮缓释片（Bupropion Hydrochloride Sustained-release Tablets）	用法：口服 用量：戒烟前1周开始用药。用药第1～3天，150.0mg，每日1次；第4～7天，150.0mg，每日2次；第8天起，150.0mg，每日1次 疗程：7～12周或根据治疗情况延长	150.0mg/片 处方药
酒石酸伐尼克兰（Varenicline）	用法：口服 用量：戒烟前1周开始用药。用药第1～3天，0.5mg，每日1次；第4～7天，0.5mg，每日2次；第8天起，1.0mg，每日1次 疗程：12周或根据治疗情况延长	0.5mg/片 1.0mg/片 处方药

九、　戒烟药需要使用多长时间

戒烟的第1周，许多戒断症状如头痛、食欲增加、头晕、便秘、胃痛、疲劳、失眠等都会在这段时间陆续出现,所以需要戒烟药物的持续帮助。尼古丁戒断症状其实早在停止吸烟后30分钟开始,在戒烟后的峰值为3～5天,然后逐渐减少了。第1周用药往往从小剂量适应到有效维持量。后续戒烟持续期在2～4周的时间里,这时候理论上躯体的烟草依赖可以通过药物控制,而戒烟产生的"心瘾"更是要配合心理干预。吸烟行为至少需要2～3个月来改变,这也是临床建议药物维持时间。当然人和人之间也存在着一定的个体差异性,可以酌情调整用量。

十、 孕妇戒烟能用戒烟药吗

一般人群戒烟使用的药物包括尼古丁替代及拮抗药物,或是抗抑郁药物,并同时配合了行为矫正的方法来实施。对于孕妇来说,抗抑郁药的成分是怀孕期禁用的。尼古丁替代药物中含有尼古丁成分,具有一定成瘾的可能性,其代谢产物可替宁甚至可以通过胎盘屏障。一旦尼古丁作用于自主神经系统,可使血压上升、心跳加快、末梢血管收缩,对胎儿有致流产和致畸的危险,在药物分类上属于D级的用药。WHO建议吸烟的孕妇如需要戒烟,首先必须先经过医护人员的烟草依赖评估筛检,优先接受戒烟咨询服务和行为干预治疗。如果孕妇仍戒烟失败,至少需怀孕20周以上,也就是孕中晚期后才能考虑适当使用尼古丁替代药物戒烟。

十一、 儿童和青少年能使用戒烟药物吗

目前,针对儿童和青少年吸烟者,使用戒烟药物的疗效尚不明确,尚未有针对性的临床试验研究去证实戒烟药物在此类人群中的有效性及安全性,因此《中国临床戒烟指南(2015 年版)》尚不推荐在该人群中使用戒烟药物辅助戒烟。但目前,对于该人群的戒烟治疗方法主要以心理、行为治疗为主,临床中尚不能使用戒烟药物。

十二、 患有精神疾病的吸烟者可以使用口服的戒烟药物吗

《中国临床戒烟指南(2015 年版)》推荐的一线戒烟药物中的两种口服戒烟药物虽然是作用在大脑神经系统的,但对病情稳定的患有精神疾病的吸烟者仍可以使用。对于盐酸安非他酮缓释片来说,临床试验证据显示:患有精神疾病的患者使用该药后不会增加精神类不良反应发生率。而由于该药物具有抗抑郁的效果,所以患有抑郁症或有抑郁倾向的吸烟者更适合使用该药物辅助戒烟。但如同时使用治疗精神疾病药物的吸烟者在使用盐酸安非他酮缓释片前应咨询医师是否存在药物相互作用,需调整原有精神疾病药物的治疗方案。体外研究表明,盐酸安非他酮缓释片可抑制CYP2D6 酶,因此当与其他由 CYP2D6 酶代谢的药物合用时,应当特别慎重,这些药物包括某些抗抑郁药物(如去甲替林、

丙米嗪、地昔帕明、帕罗西汀、氟西汀、舍曲林),抗精神病药
(如氟哌啶醇、利培酮、硫利达嗪),β 受体拮抗剂(如美托洛
尔),I_c 类抗心律失常药物(如普罗帕酮、氟卡尼),同时在合并
治疗开始时应当使用最小剂量。正在使用 CYP2D6 酶代谢
药物治疗的患者服用安非他酮时,应当考虑减少原来药物的
剂量,特别是那些窄治疗指数的药物。

在患有精神疾病的吸烟者中开展的临床试验数据显示,
相对于接受安慰剂治疗的吸烟者,使用酒石酸伐尼克兰片者
精神类不良反应发生率并未出现有统计学意义的差异,说明
该药物在精神疾病人群中使用是安全的。但需注意的是,无
论是否接受药物治疗,戒烟本身即与潜在精神疾病(如抑郁
症)的恶化相关,有精神病史的患者使用酒石酸伐尼克兰片
应在专业医生指导下使用。

十三、 戒烟贴中的尼古丁和烟草中的尼古丁有什么不同

戒烟贴中的尼古丁和烟草中的尼古丁进入人体的方式
不一样,吸烟时尼古丁通过肺部血管迅速进入人体,到达大
脑,使人产生愉悦的感觉,但停止吸烟之后体内尼古丁水平
是迅速下降的,这样就容易产生上瘾。但尼古丁戒烟贴片中
的尼古丁是通过皮肤吸收,吸收速度慢,提供的尼古丁量少,
体内尼古丁水平平稳,这样一方面能减少戒烟之后的戒断症
状,另外也不会对尼古丁贴片产生依赖。

十四、 尼古丁替代治疗药物中,外用药会比口服药更安全,而口服药比外用药更有效吗

外用的戒烟药物主要是尼古丁替代疗法中的尼古丁贴片,它以非烟草形式提供部分尼古丁,治疗量的尼古丁远远低于从烟草中的获得量。既减轻戒断症状,提高戒烟成功率,又避免吸烟产生的有害物质对身体的毒害。尼古丁替代疗法经专业临床研究证实能有效控制烟瘾,缓解戒断症状,戒烟成功率是安慰剂的2倍。不论是外用药还是口服药,目的都是摄入治疗量的尼古丁,区别只是用药的途径,从本质上来说,治疗效果及安全性都是一致的。

十五、 戒烟药物在哪里可以买到

尼古丁贴片和尼古丁咀嚼胶都可以在药店、医院或通过网络购买;盐酸安非他酮缓释片和酒石酸伐尼克兰片需要凭医师处方在药店、医院或网络购买。

十六、 戒烟药物是否能提高戒烟成功率

药物干预是一种有效的治疗烟草依赖的方法,可以提高戒烟成功率。戒烟门诊医师通常使用各类处方及非处方药物帮助吸烟者们控制烟瘾,从而达到戒烟的目的。不同戒烟药物的药理作用也不同,可基于尼古丁依赖论,从中枢神经

系统着手,替代或是竞争性拮抗尼古丁有害成分,让吸烟者
对尼古丁的依赖逐渐减少;也可通过药物调节人体中枢神经
系统,减轻烟瘾的痛苦感,从而达到戒烟效果。若采用行为
干预疗法配合戒烟药物,会进一步提高戒烟成功率。

十七、 复吸后再使用戒烟药还管用吗

　　复吸后如果想再次尝试戒烟,仍可以使用戒烟药物辅
助。如果上次使用的戒烟药物效果很好,这次再使用相同种
类的戒烟药物仍会有效。但需注意的是,有些吸烟者戒烟失
败或复吸的原因之一是戒烟药物使用的疗程过短或剂量不
够。这些人可能刚开始戒烟就过早停药,或者认为已戒烟不
用吃那么大剂量的药物而擅自减量,如果这时遇到一些复吸
的高风险因素,如饮酒、心情波动等,发生了偶吸,戒烟药物
则难以发挥效果,从而导致复吸的发生。所以,再次使用戒
烟药物一定要足量足疗程。而对于一些复吸高危人群,如经
常应酬者、周围吸烟者较多者或者工作压力较大者等,再次
使用戒烟药物时,可以适当延长药物使用的疗程,如延长至
半年。此外,为了增加戒烟成功率,复吸后再次用药还可以
考虑联合用药。目前,《中国临床戒烟指南(2015 年版)》推
荐的联合用药方案包括:一种长效尼古丁替代治疗药物(如
贴片)联合一种或多种短效尼古丁替代治疗药物(如咀嚼胶、
鼻喷剂等),盐酸安非他酮缓释片联合尼古丁替代治疗药物,
酒石酸伐尼克兰片联合尼古丁替代治疗药物。

十八、　只有烟瘾大的吸烟者才需要使用戒烟药物吗

并非只有烟瘾大的吸烟者才需要使用戒烟药物,如吸烟者并未表示出对戒烟药物的抵触,烟瘾大小并不是决定是否使用戒烟药物的唯一判断标准。《中国临床戒烟指南(2015年版)》提出,除存在药物禁忌的人群,所有吸烟者均推荐辅助使用戒烟药物戒烟,这将明显提高他们的戒烟成功率。

对于烟瘾不大的吸烟者,如其明确表明不愿使用戒烟药物,可以让其先单独尝试使用心理行为疗法戒烟,包括提高吸烟者对于吸烟危害和戒烟方法的认识水平,增强他们戒烟的动机和决心,帮助其掌握控制烟瘾的技巧,用新的行为习惯替代吸烟习惯,学会调整情绪等。除了在戒烟门诊或通过戒烟热线接受戒烟咨询和行为指导外,吸烟者也可以尝试使用移动戒烟服务,如戒烟 APP、戒烟短信、戒烟群等。如吸烟者单独使用心理行为疗法未能成功戒烟,可再为其使用戒烟药物。

十九、　戒烟药物能控制戒烟后体重增加吗

目前,临床戒烟指南推荐的三类一线药物中,只有尼古丁替代治疗药物和盐酸安非他酮缓释片具有控制戒烟后体重增加的效果,而酒石酸伐尼克兰片对控制戒烟后体重增加无效果。但戒烟药物对戒烟后体重增加的控制效果较弱,如戒烟期间吃得过多、运动较少,则起效并不明显。所以,控制

戒烟后体重增加的唯一办法还是经典的"管住嘴,迈开腿"。制订合理的膳食计划,多吃些水果和蔬菜,少食多餐,还要多喝水,别让胃里空着。在选择戒烟替代食物时可多考虑低糖、低热量的食物,如蔬菜、水果等,或嚼无糖口香糖,少吃巧克力、薯片等高热量零食。每天进行 30 分钟以上的锻炼,可以消耗 836.8kJ(200kcal)以上的热量,不但能帮助吸烟者消耗掉多余的热量,同时能帮助减轻其对尼古丁的依赖。

二十、 使用戒烟药物帮助戒烟,中途可以停药吗

戒烟药物配合行为干预疗法会大大提高戒烟成功率,戒烟药物通过减少烟草戒断症状从而增加戒烟成功率。戒烟后 1 周是很多戒烟者最难熬的时期,这时候戒烟药物往往从小剂量适应到有效维持量;一旦熬过了这个时期,可以做到吃药后一点儿都不想吸烟了。当戒烟时间到 2～4 周则进入持续期,这时候新的健康平衡刚刚建立,身体也才摆脱烟草的依赖。2 周时间在药物的帮助下可能做到躯体摆脱烟草依赖,但是心理依赖依然存在,过早停药可能会造成频繁偶吸,甚至更严重的复吸情况。所以,除非出现药物不良反应,否则不建议中途停药。

二十一、 戒烟药物会不会成瘾

尼古丁替代疗法的治疗原理是以非烟草形式提供可控量的尼古丁,此种治疗量的尼古丁远远低于从一般烟草中的

获得量。尼古丁替代疗法的目的是减轻戒断症状,提高戒烟成功率,还可避免吸烟产生的有害物质对身体的毒害,最后都是逐渐减量至停用。盐酸安非他酮是一种具有多巴胺和去甲肾上腺素的抗抑郁药,而酒石酸伐尼克兰是一种选择性尼古丁乙酰胆碱受体的部分激动剂,两者都可减轻烟瘾和戒断症状,两种药物都可以根据烟瘾的强弱而调整,在临床医师指导应用下未见明显的成瘾性。

二十二、 除了戒烟门诊和戒烟热线,还有其他戒烟服务资源吗

除了戒烟门诊和戒烟热线外,随着移动互联网技术的发展,已出现了大量基于移动医疗技术的戒烟服务和技术,如"戒烟有道"公众号和小程序、"帮你戒烟"APP等;此外,中国疾病预防控制中心推出了"中国戒烟平台"小程序,为大众提供专业戒烟服务的信息,包括戒烟门诊、戒烟热线和线上戒烟服务工具等。这些新型线上戒烟服务可以让吸烟者足不出户就能便捷地获取专业戒烟服务。

（肖　琳　褚水莲　王晓丹　史兆雯）

参考文献

[1] 肖丹.中国临床戒烟指南(2015年版)概述[C]// 中国癌症基金会,中国抗癌协会肿瘤临床化疗专业委员会,

中国医师协会肿瘤医师分会.第九届中国肿瘤内科大会、第四届中国肿瘤医师大会、中国抗癌协会肿瘤临床化疗专业委员会 2015 年学术年会论文集.北京:中国协和医科大学出版社,2015:557-560.

[2] Clinical Practice Guideline Treating Tobacco Use and Dependence 2008 Update Panel, Liaisons, and Staff. A clinical practice guideline for treating tobacco use and dependence:2008 update. A U.S. Public Health Service report [J]. Am J Prev Med, 2008, 352(2):158-176.

[3] 中华人民共和国卫生部.中国吸烟危害健康报告[M].北京:人民卫生出版社,2012.

[4] FARSALINOS K E, NIAURA R. E-cigarettes and Smoking Cessation in the United States According to Frequency of E-cigarette Use and Quitting Duration:Analysis of the 2016 and 2017 National Health Interview Surveys [J]. Nicotine Tob Res, 2020, 22(5):655-662.

[5] GRANGÉ G. VAYSSÊ RE C. BORGNE A, et al. 孕妇戒烟的特征[J].世界核心医学期刊文摘:妇产科学分册,2006(8):25.

[6] BALMUMCU A, ÜNSAL ATAN Ş. Smoking Cessation Programs for Pregnant Women:Utilizing WhatsApp Text Messaging [J]. J Addict Nurs, 2021, 32(3):188-196.

[7] BELL R, WILLMORE M, MILNE E, et al. Sustaining a system wide intervention to promote increased smoking cessation rates among pregnant women [J]. Tobacco

Induced Diseases,2018,16（1）:840.

［8］ U.S. Department of Health and Human Services. Smoking cessation:A Report of the Surgeon General ［M］. Washington,DC:Superintendent of Documents,U.S. Government Printing Office,2020.

［9］ GRAY K M,RUBINSTEIN M L,PROCHASKA J J, et al. High-dose and low-dose varenicline for smoking cessation in adolescents:a randomised,placebo-controlled trial ［J］. Lancet Child Adolesc Health,2020,4（11）:837-845.

［10］ GRAY K M,BAKER N L,McCLURE E A,et al. Efficacy and Safety of Varenicline for Adolescent Smoking Cessation: A Randomized Clinical Trial ［J］. JAMA pediatrics,2019, 173（12）:1146-1153.

［11］ ANTHENELLI R M,BENOWITZ N L,WEST R, et al. Neuropsychiatric safety and efficacy of varenicline, bupropion,and nicotine patch in smokers with and without psychiatric disorders（EAGLES）:a double-blind, randomised,placebo-controlled clinical trial ［J］. Lancet, 2016,387（10037）:2507-2520.

［12］ AZZOPARDI D,EBAJEMITO J,MCEWAN M,et al. A randomised study to assess the nicotine pharmacokinetics of an oral nicotine pouch and two nicotine replacement therapy products ［J］. Sci Rep,2022,12（1）:6949.

［13］ HARTMANN-BOYCE J,CHEPKIN S C,YE W,et al.

Nicotine replacement therapy versus control for smoking cessation. [J]. Cochrane Database Syst Rev, 2018, 5 (5): CD000146.

[14] HAJEK P, TØNNESEN P, ARTEAGA C, et al. Varenicline in prevention of relapse to smoking: effect of quit pattern on response to extended treatment [J]. Addiction, 2009, 104 (9): 1597-1602.

[15] HARTMANN-BOYCE J, THEODOULOU A, FARLEY A, et al. Interventions for preventing weight gain after smoking cessation [J]. Cochrane Database Syst Rev, 2021, 10 (10): CD006219.

[16] MERSHA A G, EFTEKHARI P, KENNEDY M, et al. Attitudes and practices of health care providers towards improving adherence to smoking cessation medications in Australia: A descriptive study [J]. Health Promot J Austr, 2023, 34 (4): 848-855.

第七章

常见误区解析

一、 吸烟可以抵抗饥饿帮助减肥吗

烟草中的尼古丁具有抑制食欲的作用,同时烟草烟雾对舌头上的味蕾有一定的破坏作用,所以吸烟的人食欲较差,可能吃得要少一些,但是目前尚未有明确的医学证据显示吸烟可以帮助减肥。烟草具有高度成瘾性,一旦上瘾,很难戒掉。冒着因吸烟导致多种严重疾病的风险来"减肥"是得不偿失的。想减轻体重,还是要通过运动和调整膳食习惯来达到目的。

二、 吸烟可以舒缓情绪、缓解压力、解除疲劳吗

吸烟可以舒缓情绪、缓解压力、解除疲劳,主要有生理和心理两方面的作用:一方面,烟草中的尼古丁很快就可以到

达大脑,使吸烟者有一种轻松愉快的感觉;另一方面,重复的行为也能够减轻焦虑。这样的效果,会刺激使用者继续使用烟草,成为正性强化作用。可是,由于尼古丁是成瘾性物质,机体会逐渐在重复的作用中,对尼古丁产生耐受性,即必须吸入更多的尼古丁以达到和以前一样的舒适感,形成烟瘾。最初的压力和不适也许来自生活和情绪,吸烟后似乎缓解了,但是形成烟瘾后,不适和焦虑则来自尼古丁水平下降后产生的戒断症状,这时候烟草的作用就变成了负面强化,不得不用了。

三、 吸烟能防止阿尔茨海默病吗

吸烟不仅不能预防阿尔茨海默病,反而会增加患阿尔茨海默病的风险。

有研究表明,每天吸两包烟的患者,患阿尔茨海默病的概率要比普通人高 2 倍以上。卷烟及其烟雾中含有多种化合物,其中包括一些有毒的物质,例如砷和一氧化碳,以及一些重金属。虽然目前还不清楚是哪一种化合物能导致神经细胞的损伤,但已有研究表明,长期吸烟会增加脑血管的损害,会损伤脑细胞,导致脑细胞的退行性病变。此外,低教育程度、膳食因素、吸烟、女性雌激素水平降低、高血压、高血糖、高胆固醇、高同型半胱氨酸血症、血管因素等也可能增加患阿尔茨海默病的风险。

四、边上厕所边吸烟,可以促进肠道蠕动、减缓便秘,是真的吗

许多人认为厕所里有臭气,吸烟可以冲淡一些。长期如厕时吸烟,导致环境触发吸烟想法,形成固定吸烟习惯,是成瘾的表现。事实上,厕所里氨的浓度要比其他地方高,氧的含量则相对较低,而烟草在低氧状态下燃烧会产生更多的二氧化硫和一氧化碳,连同厕所里的有毒气体等被大量吸入肺中,对人体危害极大。患有冠心病或慢性支气管炎的人在上厕所时吸烟,可导致心绞痛、心肌梗死或气管炎、哮喘的急性发作。

目前尚无吸烟可以促进肠道蠕动,减缓便秘的科学报道。但来自大量国内外研究表明,吸烟可造成消化系统的多种疾病,特别是食管癌、胃癌、结肠癌及消化性溃疡的高发,而吸烟会使患有消化性溃疡的患者症状加重,影响疗效。

五、吸烟可以治疗口腔溃疡,是真的吗

吸烟不能治疗口腔溃疡,反而当人们吸烟时烟雾从口腔吸入,烟雾中的有害物质会刺激口腔黏膜,引发溃疡。如果吸烟者的口腔有破损,烟雾中的多种有害物质会附着在破损的口腔黏膜处,干扰、破坏黏膜的自我修复,引起反复溃疡。此外,正常唾液里有抗氧化剂,这是机体用来抵抗癌症的有

益物质,但是吸烟会破坏抗氧化剂,并且把唾液变成一种有害的化合物,反过来破坏口腔黏膜和牙齿。

六、 吸烟"利思考、助写作",是真的吗

吸烟并不有利于思考。吸烟者尤其是烟草依赖者,常常通过吸烟来改善他们的思维能力,但这并不是说明吸烟有利于思考。当吸烟者有吸烟欲望时,往往会出现精神萎靡、注意力不集中、思维能力下降、反应迟钝、记忆减退等情况,这时烟草依赖者只有通过吸烟补充尼古丁,才能让其回到常态的思维能力,也就是吸烟抵消了烟瘾犯了带来的负面效果,并不是吸烟让吸烟者思维能力提高。对于不吸烟者来说,偶然吸烟时,会有头晕、头痛、恶心、反应迟钝、思维混乱等现象,影响正常的思维能力。总体来说,吸烟并不能"利思考、助写作"。

七、 吸带有过滤嘴的卷烟,焦油含量少,对身体危害不大,是真的吗

"低焦油卷烟"并不能降低吸烟者的患病风险。研究发现,吸"低焦油卷烟"者体内的烟草烟雾有害成分并不比吸普通卷烟的人低。同时,大量流行病学研究也证实,"低焦油卷烟"与普通卷烟一样会对人体健康造成危害。此外,吸烟者在吸"低焦油卷烟"的过程中存在"吸烟补偿行为",包括用手指和嘴唇堵住滤嘴上的透气孔、加大吸入烟草烟雾量和增

加吸卷烟的支数等。吸烟者通过这些行为可以补偿吸入体内的焦油和尼古丁的绝对量,所以实际吸入的焦油等有害物质的含量并未减少。

八、 高价烟、进口烟危害小,是真的吗

科学已证实,任何一种烟草制品对人体都是有害的,根本不存在所谓的"安全烟"。那些高价烟和进口烟只是在制烟的工艺、取材、包装方面更加精良些,但常常会在制作过程中添加更多的香料等辅料,而这些辅料对人体的危害只会增加,不会减少。WHO 明确指出,所有的卷烟都会导致严重健康危害。

九、 "中草药卷烟"危害会比较小吗

所谓"中草药卷烟",就是将中草药成分添加至烟丝中,或者将中草药提取液喷洒到烟丝上,其卖点就是中草药的药用功能,期望降低吸烟危害,甚至产生"保健作用"。这些"中草药卷烟"吸引消费者的眼球,销量逐年升高。

其实,在研制"中草药卷烟"中,烟草公司所用的方法均为体外试验,与真正的体内情况相差甚远,从未对真正吸入体内的烟草烟雾中的有害成分进行测定。而国内一项独立研究表明,吸"中草药卷烟"时体内尼古丁、亚硝胺、焦油等有害成分含量与吸普通卷烟没有差别。因此,没有证据说明吸"中草药卷烟"对人体的危害低于吸普通卷烟,关于"中草药

卷烟"低危害的观点没有充分的科学依据,而仅仅是推动烟草消费的手段。

十、 吸烟没那么大危害,有些人吸了一辈子烟也没事,是真的吗

普通人往往只了解身边个别人的健康状况,不了解全国、全球吸烟导致疾病的数据。已有大量研究证明,吸烟是肺癌、冠心病、脑卒中等多种疾病的危险因素。的确,吸烟的人不是 100% 患慢阻肺或肺癌,但是慢阻肺、肺癌患者中 80%～90% 都是吸烟者。要减少患病的风险,就不要吸烟。

十一、 吸烟量小,没什么瘾,不会有什么危害,是真的吗

这是不对的。首先,吸烟者成瘾性的大小存在个体差异,吸烟量小不一定烟瘾小,不少人每天的吸烟量不大,但是烟瘾却很大。其次,每支卷烟燃烧都会产生大量有害物质,尽管吸烟量小,但如果长期吸烟,同样会对身体造成危害。

十二、 吸烟时"只吸不咽",不把烟雾吸到肺里,就对身体没什么危害,是真的吗

这是不对的。吸烟时口腔、气管、肺部须保持负压的吸

气状态,不可能把烟雾完全留在口腔而不进入肺部。此外,烟草中的多种有害物质也会对口腔造成损害,轻则引起口腔溃疡、牙齿变黄锈蚀,重则引起口腔白斑(癌前病变)、牙周炎,甚至唇癌、口腔癌。口腔黏膜也会吸收烟草中的有害物质,通过血液等输送到全身,造成危害。

"只吸不咽"的吸烟方式也会促使吸烟习惯的形成。吸烟成瘾的行为是逐步形成的,不仅有对尼古丁的物质依赖,还有行为和心理依赖。一旦烟瘾形成,吸烟者会在不知不觉中增加实际吸入的剂量。再者,"只吸不咽"同样会造成二手烟暴露,也会对自己和周围的人造成伤害。

十三、"不抽不喝活 63,只抽不喝活 83,又抽又喝活 93",这是真的吗

这种说法是吸烟者为吸烟行为辩护的一种偏见,列举的只是特殊的个案,不是人群调查的结果,不是普遍规律。

当您身边有人死于慢阻肺、肺癌时,很多人并不了解患这些疾病的病因——吸烟;调查显示,这些疾病的患者中 80%～90% 都吸烟。另外,人群调查的结果显示,吸烟的人相对不吸烟的人预期寿命至少损失 10 年。由于个体差异,有的人吸烟一辈子,还能长寿;有的人不吸烟却短命。正因为上述两方面的原因,吸烟者看不到吸烟导致的疾病和死亡,看到的只是吸烟并且长寿的个案,形成了这种口口相传的偏见。但科学的结论是,吸烟的人如果不吸烟可能会更长寿。不要拿个别现象作为客观规律,为吸烟找借口。为了健

康,请尽早戒烟。

十四、 "能吸烟表明身体还很健康,如果身体不行了,就不吸了",这是对的吗

很多老人认为"能吸烟代表身体还行",但实际上疾病在不知不觉中已经形成。因吸烟引发的疾病和死亡通常要10年、20年,甚至更长时间后才会显现,并且吸烟危害具有累积性,吸烟时间越长,吸烟量越大,危险性越高。一些老年慢性支气管炎患者,等到实在吸不动烟时再停止吸烟,为时已晚,因为肺损伤是不可能逆转的。肺癌患者在早期往往没有任何症状,发现时已到中晚期。没有症状并不代表身体的各个器官、系统完全健康。因此,维护健康需要树立预防为主的理念,防患于未然。

十五、 既然吸烟有害,为什么还有那么多医师吸烟

烟草在全世界已流行了 400 余年,但对烟草危害的科学认识才五六十年。我国控制吸烟工作起步较晚,即使在卫生界,以往在医学教育、卫生宣传等方面对烟草危害和控制吸烟的重视也不够,许多医务人员在这方面知之不多或未引起重视,以致我国的医师特别是男性医师的吸烟率仍然较高。近 20 年来,卫生部门在倡导控制吸烟的同时,也大力加强了对医务人员的控烟教育,提出了"创建无烟医疗卫生机构、医务人员做控烟表率"的要求,医务人员吸烟率已大幅下降。

十六、 有人说："吸烟是个人爱好，就像有的人喜欢吃零食，有的人喜欢喝酒，吸烟是我唯一的爱好"，该如何应对

吸烟不是一种单纯的习惯，而是一种慢性病。吸烟成瘾后，想戒烟很难，采取科学的方法可以大幅提高戒烟成功率。科学已证实，吸烟和二手烟暴露可导致多种疾病，甚至死亡。选择吸烟就意味着选择烟草烟雾危害，选择给自己、亲人、朋友增加了患多种疾病的风险。因此，请千万不要选择于己、于人都不利的吸烟作为爱好。

十七、 有人说："我人生没有其他爱好，如果再不吸烟，那就更没有乐趣了"，该如何应对

由于很多人对吸烟的危害知之甚少，将吸烟视为一种个人爱好，更有人为吸烟感到沾沾自喜，认为敬烟、让烟是中国的独特文化。但吸烟者之所以吸烟是由于对尼古丁上瘾。事实上，大多数吸烟者都尝试过脱离这个"爱好"，但大多都是欲罢不能，身不由己。吸烟后烟草中的尼古丁会使吸烟者大脑中释放令人愉悦的化学物质，但这种感觉是短暂的。吸烟时间越长，吸烟者就需要有越多的尼古丁使自己感觉舒适，并逐渐上瘾。当尝试戒烟时，吸烟者会经历身体和精神的不适，也就是我们常说的尼古丁戒断症状。以至于到后来吸烟者对烟的渴求并不是为了获得愉悦，而是缓解戒断症状

的不适。此时,吸烟已成为束缚成瘾者的一种枷锁,而绝非爱好了。

十八、 有人说:"吸烟是为了工作(社交)需要",该如何应对

烟草使用是世界上导致可预防性死亡与疾病的最主要原因。有研究表明,吸烟者比终生不吸烟者患肺癌死亡的风险高 10 倍。吸烟对健康的危害毋庸置疑。如果您在工作或社交场所吸烟,那些与您身处相同工作和社交场所的不吸烟者,也不得不遭受二手烟危害,这也会损害他人的健康。为了工作需要或者社交需要去吸烟,其实只是吸烟者一个想吸烟的借口。吸烟不是必要的工作或社交需要,我们可以通过其他更加健康及有趣的方式去进行工作和社交。为了健康,也为了能够更好地投入工作,我们应该避免吸烟,吸烟者也应该尽早戒烟。

十九、 如何看待"烟酒不分家"这句话

有些人喜欢在喝酒的时候抽烟,觉得这样更加享受,但是这种"烟酒不分家"的习惯其实是有害无益的,只会带来更大的健康损害,导致戒烟戒酒更难。研究发现,两种都使用对身体的伤害比单纯的抽烟和单纯的喝酒更大。俗话说"烟伤肺,酒伤肝",前半句说的就是吸烟对肺部的损伤,后半句说的喝酒行为很容易导致肝脏功能下降。由于酒精摄入

后主要是在人体肝脏进行代谢,很多人经常喝酒的行为,酒精摄入过多后,肝脏代谢负担加重,就会导致肝脏功能受损。喝酒过多也会加速大脑衰老,容易出现思维能力下降、记忆力下降的情况,这些都和酒精物质的作用有关。烟酒一起用,会更加伤害身体,例如经常喝酒难免会让血管受到损伤,吸烟也会导致发生血管疾病的风险增加,两者加在一起对血管的危害就更大。

二十、 我不吸卷烟了,改吸其他烟草制品了,危害是不是能少一些

烟草制品中卷烟是最常见的形式,其他烟草产品还包括水烟、雪茄、小雪茄、加热烟草、手卷烟、烟斗烟草、比迪烟和丁香烟以及无烟烟草制品。烟草制品是指任何由烟草制成或衍生的产品,所有烟草产品中都含有烟草中的尼古丁等成分,所有类型的烟草使用都是有害的。以加热烟草制品为例,加热烟草制品是在加热烟草或激活含有烟草的装置之后产生含有尼古丁和有毒化学物质的气溶胶的烟草制品。它们含有高度致瘾物质,即尼古丁和非烟草添加剂,并且通常带有香味。尽管声称"风险降低",但没有证据表明加热烟草制品的危害小于传统烟草制品。虽然在烟草烟雾中发现的许多有毒物质在加热烟草制品气溶胶中的含量显著降低,但加热烟草制品气溶胶中含有的一些其他有毒物质的含量有时要高于在烟草烟雾中的含量,如缩水甘油、吡啶、二甲基三硫、乙偶姻和丙酮醛。

二十一、 从卷烟改成吸电子烟,是不是危害很小,基本不用担心

电子烟又称为"电子尼古丁传送系统"(electronic nicotine delivery systems)。它的主要原理就是通过电子加热手段实现尼古丁输送。一般来说,电子烟烟液的主要成分有:水、调味剂、不同含量的尼古丁、丙二醇或蔬菜甘油等。尽管电子烟已经有二十多年的历史,但对于人类漫长的历史来讲,它仍然是一种新兴事物。电子烟对人们健康影响的不确定性主要有多方面的因素。首先,未被监管或逃避监管的电子烟的成分并不是固定的,因此,其健康影响也是不确定的。其次,人类使用电子烟的时间还比较短,它对健康的长期影响还没有相关的证据。电子烟比较确切的危害主要是尼古丁带来的,包括尼古丁的成瘾性、对发育中的胎儿的毒性作用,对青少年脑发育的危害等。另外,现有证据发现,电子烟气溶胶中含有的致癌化合物和吸入肺部的超细颗粒也会造成健康危害。此外,高浓度的尼古丁被儿童误食造成的中毒,以及加热装置造成的火灾都会引起一些意外的伤害。因此,没有证据证明电子烟是无害的。

二十二、 如何应对"饭后一支烟,赛过活神仙"这一说法

饭后吸烟,比平时的毒害更大。一方面,饭后吸烟会使

人体分泌功能受到抑制,妨碍食物消化,影响营养吸收。同时还给胃及十二指肠造成直接损害,使胃肠功能紊乱,胆汁分泌增加,容易引起腹部疼痛等症状。另一方面,饭后身体在对食物积极消化、吸收的同时,对卷烟烟雾中的有害物质的吸收能力也增强。所以,应该说:饭后吸烟,祸害无边。

您应该告诉您的家人饭后吸烟的严重危害,并想办法转移他的注意力,如饭后洗碗或者散步等,避免习惯性地坐到沙发上点烟。

二十三、年轻人吸烟不必担心患肺癌,得肺癌是老了以后的事儿,是真的吗

吸烟可以导致至少十多种不同的癌症,肺癌仅仅是其中的一种,而且每种癌症都可能发生在任何年龄。吸烟致癌的后果往往要多年后才会表现出来,且肺癌在没有出现明显的临床症状前往往不易发现,一旦检出肺癌,绝大多数患者已属中晚期,生存概率不高。所以应防患于未然,尽早戒烟才是明智的选择。

二十四、"吸烟要是真的那么要命的话,那么国家干脆像禁毒一样禁烟算了",这句话有道理吗

吸烟有害健康是不争的科学事实,但是烟草制品的危害性与毒品有差异,故将吸烟视为一种合法但对自己和他人都

有害的行为。为了提高公民的健康和生活、生命质量,国家大力倡导劝阻、教育,促进吸烟者放弃吸烟,不吸烟的人不要尝试吸烟。国家基于保护公民的健康权利,逐步采取法律手段在室内公共场所、室内工作场所、公共交通工具上禁止吸烟。在禁止吸烟的场所吸烟,就是违法行为。

二十五、 吸烟是我的权利,公共场所禁烟是违反人权的,这句话有道理吗

防止烟草烟雾对人体的伤害是以基本人权和自由为依据,每个公民都有选择吸烟或不吸烟的权利,但是我国宪法赋予公民健康权,政府优先考虑的是公民的健康权。科学已证实,吸烟有害健康,并可导致多种疾病。烟草烟雾不仅对吸烟者本人有害,也会使他人受到二手烟危害,损害他人健康,室内禁烟能有效保护不吸烟者避免接触烟草烟雾,使其免受二手烟危害。任何吸烟者个人的权利都不应该建立在损害他人权利的基础之上,都应在法律法规准许的范围内行使。

二十六、 二手烟危害比较大,与其吸别人的二手烟,还不如自己吸一手烟,这句话有道理吗

众所周知,吸烟是肺癌、慢性呼吸系统疾病、冠心病、脑卒中等多种疾病发生和死亡的重要危险因素之一。吸烟者

吸入的烟草烟雾与二手烟的有害成分基本一致,均能导致严重健康危害。二手烟危害大,并非说主动吸"一手烟"的危害就小了,因为吸烟者除了吸入 70% 以上的烟雾外,同时也会吸入二手烟雾,两者相加,危害会更大。因此,为了不吸二手烟而吸一手烟,是完全错误的。

二十七、 我家人在家里开着抽油烟机或空气净化器吸烟,是不是我们能避免二手烟的危害

室内二手烟产生的细颗粒物(particulate matter 2.5,$PM_{2.5}$),其颗粒粒径在 $0.107 \sim 0.400\mu m$ 之间(比 $PM_{2.5}$ 小很多),抽油烟机或空气净化器只能去除大的烟尘颗粒,并不能把所有的二手烟都清除。二手烟不存在安全暴露水平,只要在家中吸烟,二手烟就会存在,即使开着抽油烟机或空气净化器,二手烟也会飘散到客厅、卧室等地方。为了您和家人的健康,我们鼓励您戒烟。如果短时间内无法戒烟,建议您选择到室外区域吸烟,给家人营造更健康和安全的环境。

二十八、 我戒不了烟,但是不想让二手烟伤害我的孩子,所以都是到外面抽完再回家,是不是这样对孩子就没有危害了

在室外吸烟后回家,一定程度上减少了家人暴露于二手

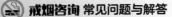

烟的危害。尽管如此,有研究表明:即使家长不在家里吸烟,与那些不吸烟家长的孩子相比,体内的可替宁(尼古丁的代谢产物)增加了 5～7 倍。因为烟草烟雾能附着在头发、皮肤和衣物上,回到家中与孩子接触后,进入到孩子体内,损害孩子的健康。要想彻底保护孩子就要尽早戒烟,也为孩子树立一个好的榜样。

二十九、 我现在挺健康的,没什么毛病,有必要戒烟吗

吸烟危害的特点具有滞后性,不会在短时间内显现出来。很多冠心病、肺癌的发病者都是吸烟多年才出现。所以说现在健康并不代表吸烟对您没有影响。此外,您的家人会遭受二手烟的危害,为了他们的健康,还是尽早戒烟得好。

三十、 烟龄长、吸烟量大的人不宜戒烟,戒烟后会出现身体不适,是真的吗

部分人认为戒烟后会生病,这是没有科学根据的。吸烟者在戒烟后出现的各种不适其实是戒断症状的表现,这是戒烟后的正常现象。戒断症状是人体机能逐渐恢复到不吸烟状态的自身调整过程,在戒烟后的第 1 周最为严重,持续约 1 个月后逐渐减轻。

114

在现实生活中确实有长期吸烟者戒烟后很快检出肺癌的例子。但是患肺癌的真正原因并不是戒烟，而是因为吸烟多年，烟草中的有害物质长期对身体造成损害所致。大量研究显示，吸烟者戒烟后，患各种疾病的危险性都在下降，其中癌症的风险下降最慢，要到 10 年后才能表现出来。

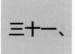 **"如果戒烟失败，重新戒烟，烟量或烟瘾会更大，对身体会更不好，还不如不戒烟"，这句话有道理吗**

烟草依赖是一种慢性高复发性疾病，只有少数吸烟者第一次戒烟就能成功，大多数吸烟者均有戒烟后复吸的经历，需要多次尝试才能最终戒烟。戒烟失败，对于吸烟者来讲，可能会有挫败感，但是要知道，您的成功在于您迈出了这一步。复吸说明您又回到了吸烟者的身份，无论吸烟量或者烟瘾是否回到了原来的水平，对身体都只会产生损伤。戒烟永远是正确的选择。发生复吸，不应气馁，能够停止吸烟一段时间，这本身就是一种成功，要总结这次的经验教训，重新鼓励自己，尽快计划新的一次尝试。

三十二、 "年轻人戒烟对以后有好处，老年人抽了一辈子，戒不戒无所谓"，这句话有道理吗

戒烟没有年龄限制，不论是老年人还是年轻人，也不论吸烟时间有多长，只要能成功戒烟，就会对身体有益，身体的机能就会得到改善。各个年龄段戒烟均有益处,而且"早戒比晚戒好,戒比不戒好"。吸烟者与不吸烟者相比,平均寿命约减少 10 年,60 岁、50 岁、40 岁及 30 岁时戒烟可分别赢得约 3、6、9 和 10 年的预期寿命。对于老年吸烟者,戒烟仍可减少发生缺血性心脏病、癌症、呼吸系统疾病等诸多疾病的风险,可大大改善老年人的生活质量。

三十三、 戒烟后,身体失去平衡,很容易生病,是真的吗

吸烟者在戒烟后可获得巨大的健康益处。部分吸烟者在戒烟后可能会出现明显的戒断症状,使人感觉不适,似乎是生病了,这是戒烟的正常反应,并且是暂时的,在开始戒烟的第 1 周最明显,1 个月之后会逐渐减轻。流行病学研究结果显示,吸烟者戒烟后,患各种疾病的危险性都在下降;其中,癌症的发生风险下降最慢,要到十年以后才能表现出来。

三十四、 有些人担心戒烟后可能会导致体重增加而抗拒戒烟,该如何劝导

吸烟对健康的损伤已经是不争的科学事实。任何时候戒烟都是最正确的选择。然而在戒烟过程中,有些人会遇到体重增加的烦恼,因此而抗拒戒烟,或者打了退堂鼓。事实

上,戒烟后,由于戒烟者味蕾功能的恢复,戒烟者会发现食欲更好了,能量摄入的增加是体重增加的重要原因。要知道,戒烟带来的健康受益是更大的也是无法替代的,为了控制体重而抗拒戒烟得不偿失。在戒烟过程中您需要注意的是保持平衡饮食,并适度增加身体运动。运动既有助于缓解渴求、保持戒烟,也可减轻压力、缓和情绪。此外,运动还可以增加能量消耗,这对您控制体重增加有很大帮助。建议您进行低强度的运动,如散步或慢跑就是一个很好的选择,因为它不需要特别的设备,并且可以在很短的时间内完成。

三十五、 有人说:"戒烟靠毅力就可以,我父亲戒烟就是说不抽就不抽了,没用任何药物",该如何应对

虽然不少吸烟者有很强的戒烟动机,但多数人并没有做好戒烟过程中面临挑战的准备。戒烟是一个艰难的过程。

对于烟草依赖程度较高者,仅靠毅力是不行的,往往需要接受科学的戒烟指导才能最终成功戒烟,包括在医师的指导下规范使用戒烟药物,心理行为干预等。即使吸烟没有上瘾的人,因为吸烟很多年了,已经适应了和卷烟相伴的生活方式,想要彻底戒烟光靠毅力是不够的,还需要家人朋友的监督和鼓励,有很多人靠毅力来坚持戒烟一段时间,忍受不住尼古丁戒断症状带来的影响,很容易复吸,完全靠毅力戒

烟的成功概率较小。

三十六、 有人说:"吸烟只是我的个人习惯, 想戒就能成功",该如何应对

吸烟不是一种习惯,WHO 将烟草依赖定义为一种慢性成瘾性疾病。烟草的成瘾性使得戒烟很难,吸烟者单凭自身毅力戒烟(干戒)的成功率较低,仅为 2%～5%。在干戒的过程中,戒断症状和"心瘾"会成为戒烟过程中的巨大障碍,戒烟成功没有想象中那么简单。科学的戒烟方法包括:心理治疗、行为治疗、药物治疗,辅以医务人员的专业帮助,可以大大地提高戒烟成功率。

三十七、 我想戒,也试着戒过,但烟瘾发作的时候 真难受,不如不戒

这种想法是不对的,一次戒烟成功率很低,绝大多数吸烟者在成功戒烟前有很多次戒烟失败的经历。从开始吸烟到烟草依赖是一个逐渐发展的过程。依赖是一种慢性状态,对待依赖应该像对待其他慢性病一样,需要"管理"进而"治愈"它。因此,我们应该把"戒烟"作为一个过程,而不是一次离散事件来看待。尼古丁是卷烟中最关键的物质,尼古丁依赖导致许多吸烟者难以戒烟。身体对尼古丁的渴求在几周内会逐渐消失。然而,心理渴求可以持续很长时间,甚至一生都会持续存在,虽然戒烟很难但是不戒烟对自身的危害

更加大,为了减少对身体的危害还是要坚持戒烟。

三十八、 戒烟药太贵了,戒烟不合算,这句话有道理吗

从吸烟对身体带来的近期和远期危害来看,戒烟药物的花费比买烟的钱和医疗花费要少得多。而且戒烟药物是在戒烟开始前期阶段使用的,并非长期或终生使用,通常需要3个月的疗程。戒烟药物可以在戒烟期间帮助缓解对尼古丁的渴求和尼古丁戒断症状,从而使戒烟者不会因为这些戒断症状而复吸,有效提高戒烟成功率。早日戒烟,就是在帮您省钱。

三十九、 戒烟后咳嗽比以前更明显了,是不是因戒烟出现新毛病了

吸烟会导致支气管黏膜纤毛功能降低,气道防御能力下降。戒烟后出现咳嗽增多属于正常现象。如果出现咳嗽,这是纤毛功能恢复清除肺部有毒有害物质的过程。多数症状可以自行缓解,如果症状在2周内无法缓解,可以咨询专业医师。

四十、 戒烟过程太煎熬,是自制力不够吗

很多吸烟者一旦戒烟就会感到烦躁不安、焦虑、心情低

落等,不用怀疑是自己意志力不够,在戒烟特别困难时,寻求专业医师的戒烟帮助,正确科学的戒烟方法才是你戒烟成功道路上的钥匙。戒烟过程中出现戒断症状是很正常的,这是因为烟瘾在作怪,这些戒断症状在戒烟最初 14 天内表现最为强烈,之后逐渐减轻消失,持续时间为 1 个月左右。

（肖　琳　南　奕　谢　莉　谢慧宇

廖艳辉　周子棠　钱运梁）

参考文献

［1］ U.S.Centers for Disease Control and Prevention. A Report of the Surgeon General:How Tobacco Smoke Causes Disease:What It Means to You［R/OL］.［2023-06-18］.https://www.cdc.gov/tobacco/sgr/2010/consumer_booklet/pdf/consumer.pdf.

［2］ U.S.Centers for Disease Control and Prevention.WHAT YOU NEED TO KNOW ABO UT SMOKING Advice From Surgeon General's Reports on Smoking and Health［EB/OL］.［2023-06-18］.https://www.cdc.gov/tobacco/sgr/50th-anniversary/pdfs/wynk-smoking.pdf.

［3］ U.S.Centers for Disease Control and Prevention.SMOKING AND OVERALL HEALTH.［EB/OL］.［2023-06-18］.https://www.cdc.gov/tobacco/sgr/50th-anniversary/pdfs/

fs_smoking_overall_health_508.pdf.

［4］ U.S.Centers for Disease Control and Prevention. SMOKING AND RESPIRATORY DIS EASES. ［EB/OL］. ［2023-06-18］. https://www.cdc.gov/tobacco/sgr/50th-anniversary/pdfs/fs_smoking_respiratory_508.pdf.

［5］ U.S.Centers for Disease Control and Prevention.SMOKING AND CARDIOVASCULAR DISEASE. ［EB/OL］. ［2023-06-18］. https://www.cdc.gov/tobacco/sgr/50th-anniversary/pdfs/fs_smoking_cvd_508.pdf.

［6］ RUSANEN M,KIVIPELTO M,QUESENBERRY C P Jr,et al. Heavy smoking in midlife and long-term risk of Alzheimer disease and vascular dementia ［J］. Arch Intern Med,2011,171（4）:333-339.

［7］ DURAZZO T C,MATTSSON N,WEINER M W,et al. Smoking and increased Alzheimer's disease risk:A review of potential mechanisms ［J］. Alzheimers Dement,2014,10（3 Suppl）:S122-S145.

［8］ TAYLOR G,MCNEILL A,GIRLING A,et al. Change in mental health after smoking cessation:systematic review and meta-analysis ［J］. BMJ,2014,348:g1151.

［9］ BRESLAU N,KILBEY M M,ANDRESKI P. Nicotine withdrawal symptoms and psychiatric disorders:findings from an epidemiologic study of young adults ［J］. American J psychiatry,1992,149（4）:464-469.

［10］ 甘泉,杨杰,杨功焕.中草药卷烟的致癌性和成瘾性与普通卷烟没有差别［C］.第六届两岸四地烟害防制交流研讨会论文集,2012.

［11］ ALEXANDROV L B,JU Y S,HAASE K,et al. Mutational signatures associated with tobacco smoking in human cancer.［J］. Science,2016,354(6312):618-622.

［12］ ZEINOMAR N,QIN B,AMIN S,et al. Association of Cigarette Smoking and Alcohol Consumption With Subsequent Mortality Among Black Breast Cancer Survivors in New Jersey［J］. JAMA Netw Open,2023,6(1):e2252371.

［13］ LIAO Y,WU Q,KELLY B C,et al. Effectiveness of a text-messaging-based smoking cessation intervention ("Happy Quit") for smoking cessation in China:A randomized controlled trial［J］.PLoS Med,2018,15(12):e1002713.

［14］ ANTHONY J C,WARNER L A,KESSLER R C. Comparative epidemiology of dependence on tobacco, alcohol,controlled substances,and inhalants:basic findings from the National Comorbidity Survey［J］.Experimental and Clinical Psychopharmacology,1997,2(3):244-268.

［15］ TANG J,YANG J,LIU Y,et al. Efficacy of WeChat-based online smoking cessation intervention ('WeChat WeQuit') in China:a randomised controlled trial［J］. EClinicalMedicine,2023,60:102009.

［16］ MATT G E,QUINTANA P J,HOVELL M F,et al. Households contaminated by environmental tobacco smoke：sources of infant exposures ［J］. Tob Control, 2004,13（1）:29-37.